「くびれ」のしくみ

胸郭を整えると、お腹はどんどん引き締まる

整体エステ「GAIA」主宰
南 雅子

JN173358

青春新書
PLAYBOOKS

はじめに

近年、くびれがなくなり、お腹が出る人が多くなっているように思えます。あわてて、ジム通いして筋肉を鍛えても、なかなかお腹やせできなかったり、できてもリバウンドしたり、運動自体を継続できない人が多いようです。

「洋服でカバーするから大丈夫」「年齢だから仕方ない」と、気にしない人も多いでしょう。しかし、くびれがなくなりお腹が出ることは、全身の骨格が歪み、ずれていることの現れです。美容面だけでなく、体全体の健康を阻害しているのに気がついているでしょうか。

本来、体にはくびれがあるのが自然です。くびれがないというのは、体にとってはよくないことなのです。

ウエストが細くならない原因は、お腹まわりの脂肪にある――と思っている方が多いようですが、実はくびれができない大きな理由は、先ほども少しお伝えした通り、骨格の歪みやずれにあります。

骨格に働きかけない限り、いくら減量しても、いくら筋トレやお腹やせのための運動をしても、くびれと理想的な体形を手に入れることはできません。

骨格は生まれつきのものと考えられがちですが、そんなことはありません。美容家として12万人の体を見てわかったことのひとつに、骨と骨をつなぐ関節にずれがあったり、歪みや詰まりがあると、人体は本来の美しさ、体形、身長を維持できなくなるということがあります。

ウエスト太りやお腹まわりのシルエットで悩んでいる方の多くは、骨格に歪みがあります。中でも特に歪んでいるのが、「胸郭《きょうかく》」。胸郭は、肋骨《ろっこつ》（あばら骨）などで構成される胸部周辺の骨格です。

全身の関節は、日々の姿勢や生活習慣によって簡単にずれたり歪んだりして、形を変えてしまいます。そのため、胸郭が下がったり、大きく下へ傾いたりすると、ウエストからくびれは消え、お腹まわりが太くなるのです。

逆に、胸郭さえ「正しい位置」に引き上げることができれば、つらいダイエットや腹筋運動をしなくても、くびれをつくることができます。

本書では、「なぜ、胸郭の歪みがくびれに関係するのか」「そもそもどうして胸郭は歪むのか」といった「体のしくみ」をわかりやすく説明していきます。また、実際に胸郭を引き上げ、骨格を正しい位置に組み直すエクササイズも紹介します。

実は、胸郭を引き上げると、ウエストがくびれるだけでなく、くびれから波及するように、お尻、脚、胸、腕、首、顔……と、全身のラインが美しく変わり、さらには全身の不調が改善し、健康になることもわかっています。

くびれづくりをすることは、全身をより美しく、健康にすることにつながるのです。ひとりでも多くの方が本書で紹介する方法で、自分本来の「ほっそりしたくびれ」「美しい体」を取り戻していただけたら、これほど幸せなことはありません。

整体エステ「GAIA」主宰　南　雅子

「くびれ」のしくみ　―胸郭を整えると、お腹はどんどん引き締まる　◆目次

第1章

くびれのしくみ―胸郭がウエストの細さを決める

第2章 くびれのつくり方

第3章 くびれができる習慣―体の動かし方で骨格は変わる

第4章　くびれができると全身が変わる！

第5章 くびれができた体験談

カバーイラスト…栗生ゑゐ子
本文イラスト…池田須香子
本文デザイン・DTP…ハッシィ
編集協力…横田緑

第1章

くびれのしくみ

——胸郭がウエストの細さを決める

くびれは、何よりも「女性らしさ」を象徴する

ウエストのくびれは美しいボディの要《かなめ》。女性らしさの象徴です。洋服をおしゃれに着こなす大切な要素であり、くびれがあれば、どんな洋服を着ても様になる、そういってても過言ではないでしょう。

しかも最近では、ウエストを強調した、ウエストコンシャスなパンツやスカートが主流になっていて、ブラウスなどのトップスをパンツやスカートにインする上手な着こなしができる人も増えていますね。

たとえ、ウエストを強調するファッションの流行が終わったとしても、美しいくびれがあるかないかでは、洋服の着こなし方がガラリと変わります。また、意中の男性とうまくいくためにも、くびれは重要。男性は洋服の下にくびれがあるかどうか、意外にしっかりと見ています。もちろん、美しいスタイルを手に入れるために、くびれが大切なのはいうまでもありません。

今までの腹筋運動では、ウエストが太くなる！

では、ウエストをくびれさせるには、どうしたらよいのでしょう。
お腹やせといえば腹筋。腹筋運動をすればいいと思っている方も、いるのではないでしょうか。

実は女性の場合、いくら腹筋を続けても、ウエストが細くなるまで腹筋を鍛えることは、至難の業。よほどの覚悟を持って取り組むことが必要です。

それどころか、頭の後ろで両手を組んで体を起こしてくる、よく知られている腹筋運動は、やればやるほどウエストを太くして、二の腕や腰まわりの筋肉を「太く硬く」する可能性すらあります。

ジムなどでトレーナーについて、トレーニングをしているのに思うような効果が上がらない……。私はそんな女性をたくさん見てきました。腹筋運動をおこなう場合、プロでもやり方を間違えてしまうことが多いのです。

その間違いとは、体を起こしてくるときに、腹筋だけでなく、あごや二の腕、肩、背中など上半身に力を入れすぎていて、足底や脚の抗重力筋（重力に抗《あらが》って体を立たせ、姿勢を保持させている筋肉）を使っていないことです。

上半身に無駄な力を入れすぎている上に、下半身の筋肉を使っていない。

このような腹筋運動を習慣的に続けると、二の腕や肩、背中などの上半身の筋肉を無駄に発達させ、さらには背骨を前屈《かが》みの形に変え、骨盤を歪める原因をつくってしまいます。

「腹筋運動がダメなら、食べる量を減らして体重を落とし、それでウエストも細くすればいいのでは？」と、思う方もいらっしゃるかもしれません。

たしかに、食事制限を頑張って減量すれば、ウエストやお腹も細くなります。

でも、食事だけでやせると、ほとんどの人がリバウンドしてしまうため、多くの場合、一時的な効果しか期待できそうもありません。

腹筋は下手をすると逆効果、食事制限だけではむずかしいとなると、どうすれば、くびれをつくることができるのでしょうか。

その答えは、「胸郭《きょうかく》」にあります。

胸郭という胸周辺に存在する骨を上へと引き上げること。これこそ、ウエストのくびれをつくる最も有効かつ、効果的な方法なのです。

なぜなら、ウエストにくびれができない最大の原因は、胸郭が前傾して下がっていることだからです。逆にいえば、つらい腹筋運動や食事制限をしなくても、胸郭さえ正しく引き上げられれば、くびれをつくることは可能なのです。

くびれをつくりたければ、〝胸郭〟から変えなさい

くびれをつくる最も有効かつ、効果的な方法は、胸郭を整え、引き上げること。では、胸郭とはいったい何なのでしょう。

先に簡単にふれましたが、より詳しく説明していきます。

体には約206個の骨があり、それらの骨が関節で組み合わさることで、全身の骨

格ができあがっています。私たちの体は、骨格によって形づくられ、筋肉で支えられているのです。

それらの中で、上半身の胸周辺にある骨格が「胸郭」と呼ばれ、1本の「胸骨」、12対の「肋骨《ろっこつ》」、そして、12個の「胸椎《きょうつい》（胸の部分の背骨）」で構成されています。

手で首下あたりをさわると、鎖骨の真ん中少し下あたりからまっすぐ下へ、みぞおちまでずっと続いている骨があるのがわかりますね。これが胸骨です。

胸骨を中心として、左右にそれぞれ12個あるのが肋骨です。いわゆる「あばら骨」です。1本1本の肋骨は胸椎からそれぞれお腹側へまわっていて、胸骨に連結しているものもあります。

胸郭は、全体を見ると「カゴ」のような形になっています。

そして、このカゴには心臓や肺、胃などが大切に収められています。つまり、しっかりとした骨でつくられた胸郭というカゴによって、上半身の重要な内臓は守られ、保護されているのです。

胸郭とは？

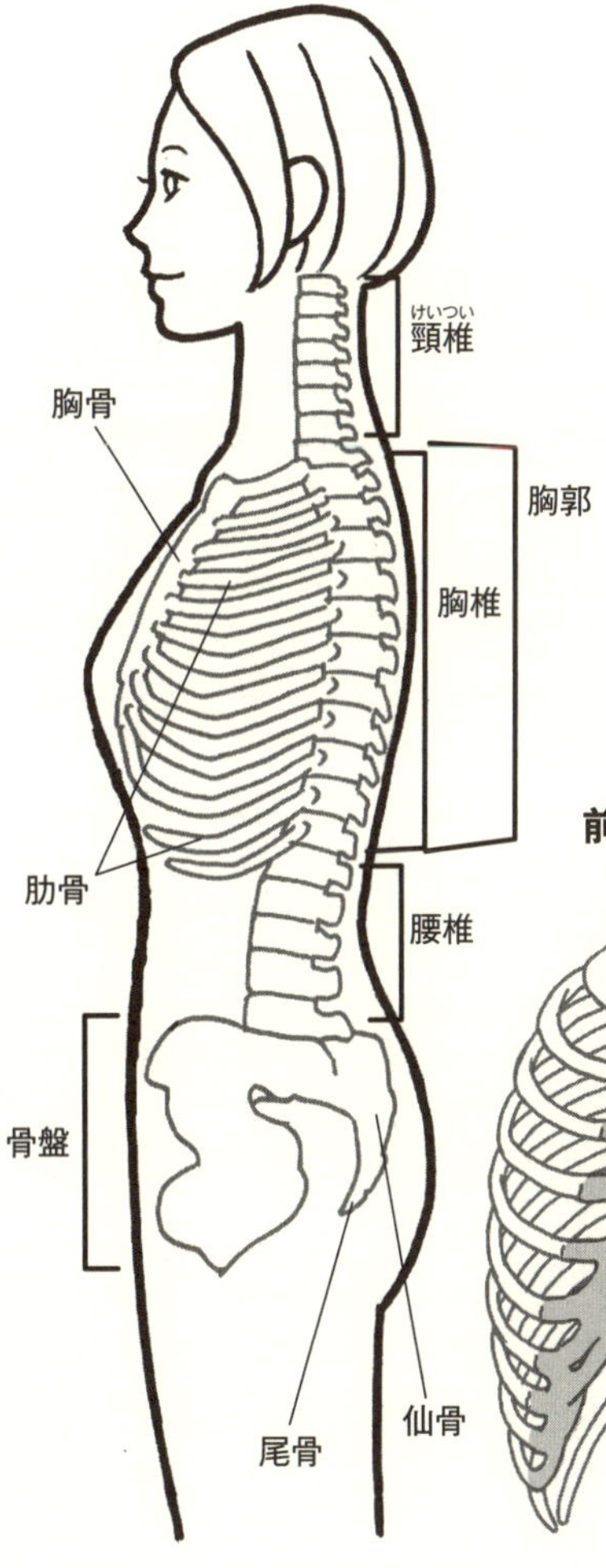
頸椎《けいつい》
胸骨
胸郭
胸椎
肋骨
腰椎
骨盤
仙骨
尾骨

前から見ると…

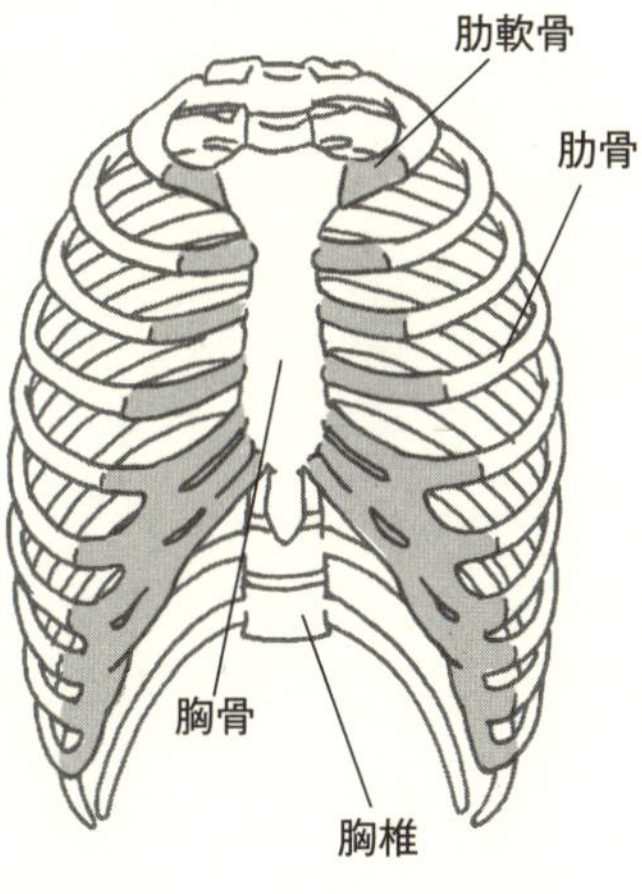
肋軟骨
肋骨
胸骨
胸椎

なぜウエストはなかなか細くならないのか

胸郭が下がっていると、ウエストはくびれません。

ウエストと胸郭は離れているように思えるのに、胸郭下がりによってウエストが太くなるのはいったいなぜなのでしょうか。それには、3つの理由があります。

① 椎骨詰まり

ウエストは胸郭と骨盤との間にあります。そして、胸郭と骨盤の間が離れていることで、「ウエストがくびれる空間」が確保できるわけです。

ところが、加齢や姿勢の崩れと共に上半身の筋肉は下へ下へと下がり、背骨をつくる骨（椎骨《ついこつ》）の1つひとつも詰まってきてしまいます。それに連動するように胸郭が前に傾きながら下へ下がっていくのです。

胸郭が下に下がれば、骨盤と胸郭との距離は縮まるので、くびれができるスペースがなくなってしまいます。これが、第1の理由です。

② 肋骨前傾歪み

2つ目の理由は、胸郭を構成する肋骨にあります。胸郭が前傾して下がれば、肋骨も当然、下へと下がります。すると、どうなると思いますか。なんと、下がってきた肋骨が、ウエストまで落ちてくるのです。

本来くびれがあるはずのウエスト部分には、骨は背骨しかありません。

その背骨しかないはずのウエスト部分に、肋骨が下がってきてしまうのですから、その骨があるぶんだけウエストが太くなることはいうまでもありません。これでは、理想的なくびれなどできるわけがないのです。

ちなみに、モデルの中には、ウエストを細くするために、下方の肋骨を1、2本取ってしまう人もいます。たかが1本の肋骨といえども、体を支えるものですから、取らないで細くなるのが美容面でも健康面でもよいはずです。そのためには、胸郭を上へ引き上げることが欠かせないのです。

③ 内臓下垂

3つ目の理由は、胸郭が下がることで引き起こされる内臓下垂です。

猫背や前首・前肩（首や肩が前に出ている状態）がクセになることで背中や肩などが丸まり、その圧によって、胸郭のカゴの形の上部が狭まって、反対に下のほうが広がってしまうことがあります。胸郭が下広がりのような形になるのです。

カゴの上のほうが狭まれば、まず、胸郭の上部にある肺が下へ押し下げられ、その圧で、その下にある他の内臓も下へ下へと押し下げられます。

しかも、このとき胸郭は下広がりになってカゴの底がない状態なので、押し下げられた内臓は簡単にカゴよりも下へ落ちていきます。これが、内臓下垂です。

上半身の内臓が下垂して、ウエストにまで落ちてくれば、そのぶん、ウエストは太くなり、美しいくびれから遠ざかってしまうというわけです。

ウエストの内部は本来なら、背骨が1本と筋肉があるだけで、あとは空洞しかありません。だから、ウエスト部分は細く、くびれていられるのです。

ウエストが太くなる3つの理由

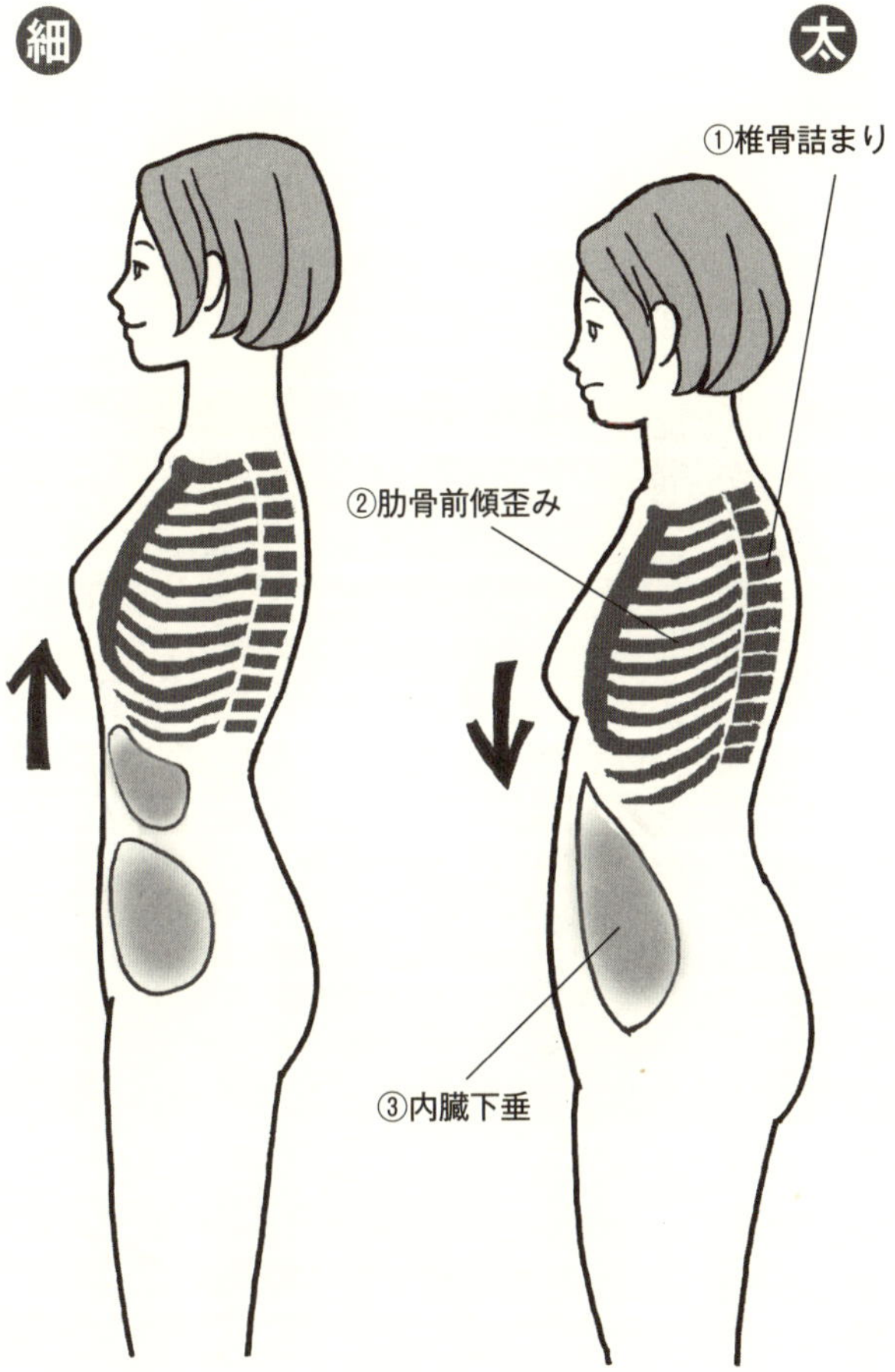

『風と共に去りぬ』のスカーレット・オハラは、ウエストが48センチでした。コルセットでギューギューに締め、内臓下垂を防ぎつつ細さを保っていたのです。

もし、ウエストをくびれさせたいのなら、ウエストにあるべきではない肋骨と内臓を引き上げること、そして、くびれのためのスペースをつくることが必要。そのためには、胸郭を上げなければなりません。つまり、「胸郭矯正」が必要なのです。ちなみに胸郭矯正は何歳からでもできます。私も、40歳で胸郭矯正をして、ウエストが58センチになりました。

スッと背中が伸びればウエストは自然と締まる

では、そもそもなぜ、胸郭が落ちてくるのでしょうか。

先ほども少しふれましたが、その最大の原因は、背中にあります。このことを理解していただくために、まず背骨のつくりについて説明しましょう。

背骨は上半身を支える最大の骨です。正式には、「脊椎《せきつい》」といわれ、小さなブロッ

脊椎とは？

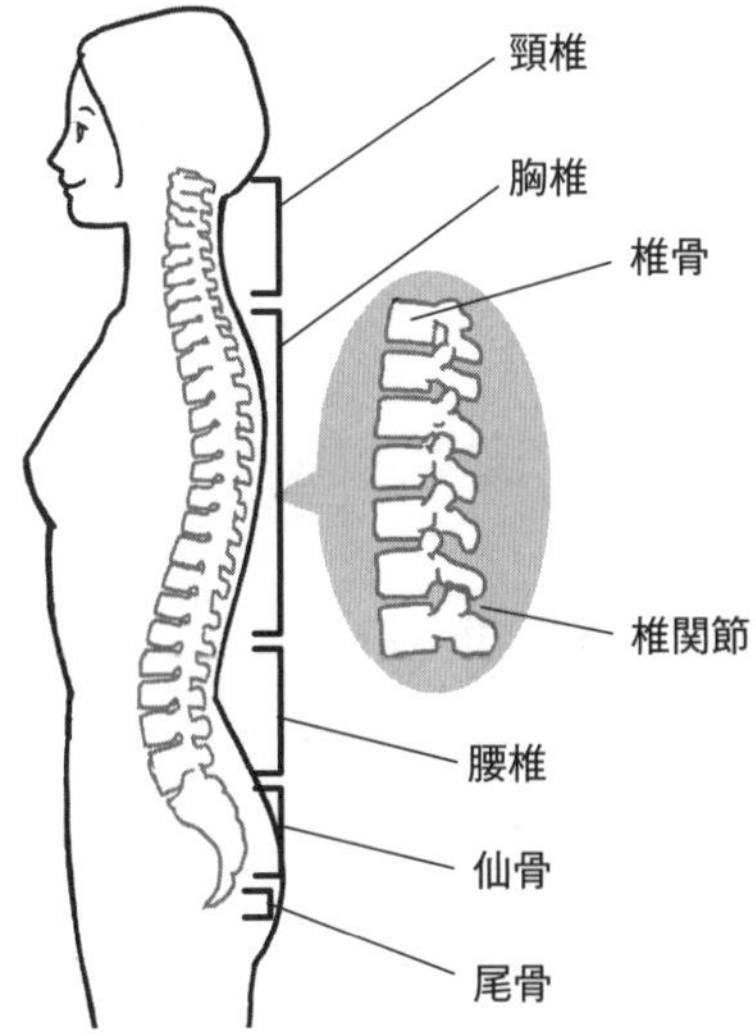

クのような椎骨が積み重ねられて、できています。

脊椎は首にある7個の頸椎《けいつい》、胸部の12個の胸椎《きょうつい》、腰あたりにある5個の腰椎《ようつい》、そして、骨盤の中に入り込んでいる1個の仙骨と、さらに、仙骨にくっついている1個の尾骨の、合計26個の椎骨からなりたっています。

椎骨と椎骨の間には隙間が空いていて、この隙間の部分が関節です。脊椎の関節は「椎関節《ついかんせつ》」と呼ばれます。

椎関節が椎骨の間に隙間をつくってくれるおかげで、私たちは前後左右に体を曲げたり、ひねったりできるのです。

背骨を支える脊柱起立筋群

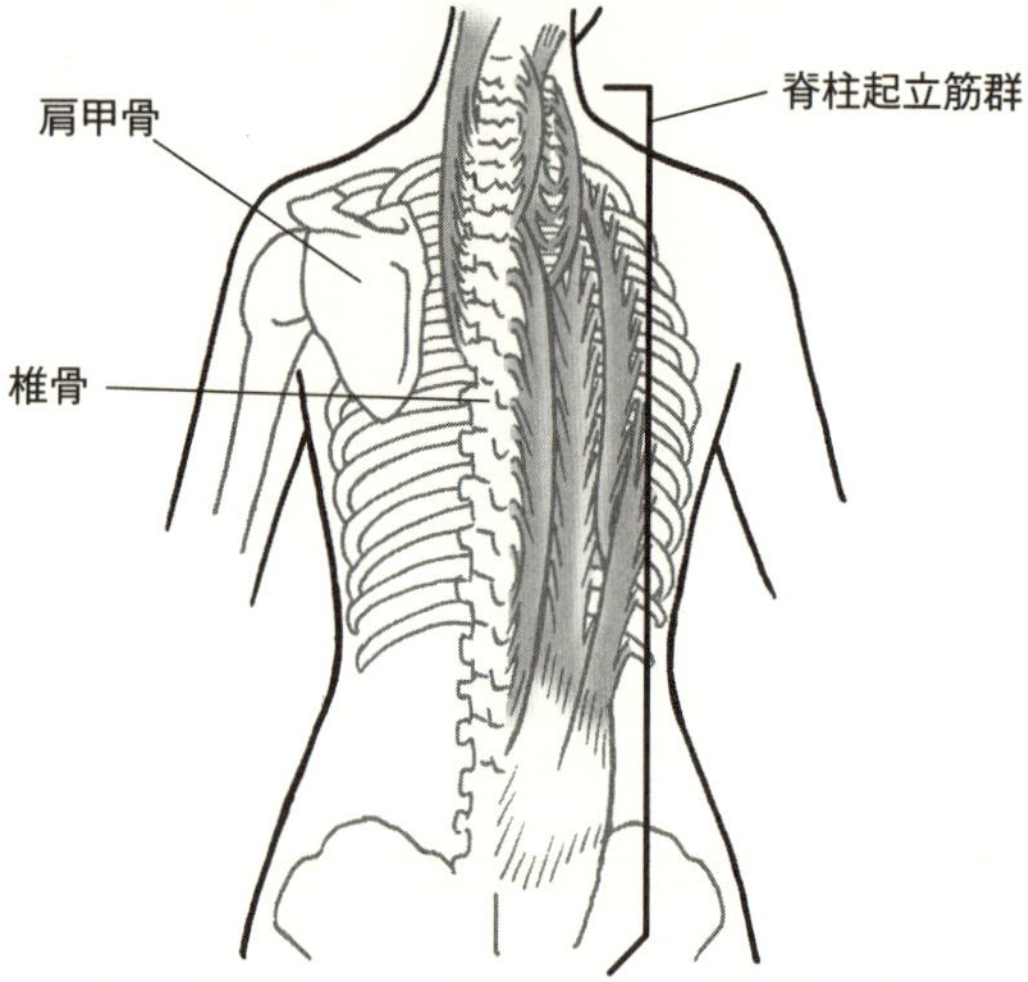

椎骨と椎骨は、伸縮自在の強靭《きょうじん》な線維の束、靭帯《じんたい》によってつなげられ、さらに、積み重ねられた26個の椎骨は、外側をおおう脊柱《せきちゅう》起《き》立筋群《りつきんぐん》の筋肉に連動しています。

正しい姿勢を保っているとき、背骨は25ページのイラストのように、ゆるやかなS字のカーブを描いています。

このしなやかなS字のカーブがあることで、さまざまな衝撃を吸収できますし、また、5キログラム前後もある重たい頭蓋骨《ずがいこつ》をしっかりと支えることもできるのです。

5キログラムの重さが実感できない人は、袋入りのお米・5キログラムを想像してみてください。ずっしりと重い感じが想像できたのではないでしょうか。さらに、5キログラムといえば、50キログラムの体重の人では、全体重の10分の1にあたります。頭は本当に重たいのです。

それはともかく、前のめりの姿勢で長時間、パソコンを打ったり、あるいは、歩き方や立ち方にちょっとしたクセがあったりすると、上半身の首や肩がそのクセに対応してどんどん前に出て、背中が丸くなったり、左右に曲がったりしてきます。

このような姿勢の悪さが原因で、美しいS字カーブが崩れてしまうのです。S字カーブが崩れれば、頭蓋骨の重さをうまく吸収できず、背中はますます丸く広くなり、首や肩が前に出てきます。すると、背中や肩や首が圧迫されて、胸郭は前に傾いて下垂するのです。

ウエストを太くしているのは、胸郭の下垂。そして、胸郭が下垂するいちばんの原因が、背骨のS字カーブの崩れです。ということは、背骨の正しいS字カーブを取り戻しさえすれば、胸郭は引き上げられます。

胸郭が引き上げられれば、ウエストにスペースができて、くびれづくりの「邪魔者」、肋骨も引き上げられ、また、内臓下垂もなくなります。

つまり、背中がスッと伸びれば、ウエストにも自然にくびれができるのです。

背骨を守る上半身の「縦筋」とは

背骨がゆるやかなS字カーブを描き、背中がスッと伸びていれば、ウエストもくびれます。

けれど、そもそも1本の背骨が重たい頭蓋骨を支えながら、重力に抗って立っていること自体、驚異的なことだと思いませんか。

この驚異的なことを可能にしているのが、背骨にそって走る脊柱起立筋群（26ページのイラスト参照）です。脊柱起立筋群は背中を支える代表的な抗重力筋で、背中の中央を、頭蓋骨の下から骨盤の仙骨の下の尾骨まで走る、人体で最も長い筋肉群です。

先にもご説明したように、抗重力筋とは重力に抗って体を立たせ、姿勢を保持している筋肉のこと。全身にはいくつもの抗重力筋が分布しているので、人間は2本の脚で立って、歩くことができるのです。

抗重力筋は、いずれも縦方向に走っていますので、これを私は「縦筋《たてきん》」と呼んでいます。

縦筋はどれも強靭でありながら、しなやかで、伸縮性に富んでいるのが特徴です。その伸びのよさは、まるでニットのよう。筋肉でありながら、靭帯のようなしなやかさをほこっています。

この縦筋の代表選手である脊柱起立筋群のしなやかさと強靭さに支えられ、守られることによって、頸椎から尾骨まで積み重ねられた26個の椎骨たちは、つねに正しい位置と間隔を保つことができます。こうして、背骨はゆるやかなS字カーブを描き、背中はスッと伸びることができるのです。

不自然な姿勢が「しなやか筋」をガチガチに変える

ところが、背中を丸めるなど不自然な姿勢を長く続けていると、脊柱起立筋群の力をもってしても、椎骨の正しい位置と間隔をキープできなくなってきます。積み重ねられた椎骨がずれて、歪み、あるいは、間隔が狭まって「椎骨詰まり」を起こすようになるのです。

背骨は簡単に椎骨が曲がったり、詰まったりしやすい骨です。大きく分けると、首（頸椎）詰まり、胃（胸椎）詰まり、腰（腰椎）詰まりに分けられますが、中には全部の部分が曲がって詰まっている人もいます。

脊柱起立筋群は上記のような椎骨のずれや歪み、詰まりがひどくならないように、なんとか食い止めようとします。

すると、最大の特徴だった、伸縮自在のしなやかさを失って、硬く、太い筋肉に変わるのです。

硬く、太い筋肉といっても、運動で鍛えたしなやかな筋肉とはまったく異なります。セルライトと呼ばれる脂肪球が大量に筋肉の中に入り込んで、筋線維に絡みつき、ガチガチに硬く、太くなっているのです。

しなやかさが失われた、硬くて太い筋肉では、背骨にゆるやかなS字カーブをもたらすことも、背中をスッと起立させることも、もはやできません。

すると、胸郭が下がってくびれができなくなる……というわけです。

つまり、ウエストにくびれをつくるためには、胸郭を上げること、胸郭を上げるためには、背中をスッと伸ばすこと、そして、そのためには、硬くなった脊柱起立筋群をほぐすことが必要なのです。

ガチガチになった脊柱起立筋群を少しずつほぐしていけば、椎骨のずれや歪みが徐々に正されて、詰まりも解消していきます。

すると、脊柱起立筋群も体表側の筋肉も、「セルライトはそろそろ必要ないな」と判断するのでしょう。背中の余分なセルライトは流れて消えていきます。最後に残るのは、しなやかな筋肉だけです。

こうして脊柱起立筋群がしなやかさを取り戻したときはじめて、ウエストに美しいくびれができるのです。

「前首・前肩」が胸郭をどんどん下げる！

ウエストにくびれをつくるためには、硬くなった脊柱起立筋群をほぐして、椎骨のずれや歪みを直し、椎骨詰まりを解消させなければなりません。

けれど、椎骨がずれたり歪んだり、詰まったりするのも、脊柱起立筋群が硬くなるのも、元を正せば生活習慣や歩き方、立ち方などのクセによる「悪い姿勢」、いわゆる「猫背の姿勢」が根本的な原因です。

まずは猫背体形を直すことが、胸郭矯正の第一歩となるのです。

猫背によって崩れるのは、背骨のS字カーブだけではありません。

首が前に傾くと、肩に力が入って肩が上がり、前側に出てきます。

こうして前首・前肩の姿勢もできあがるのです。この状態になると首から肩、背中まわりの筋肉がそれ以上歪まないようにすべて緊張することになります。そして、頸椎、胸椎の関節も詰まったり歪んだりして、椎骨を守っている脊柱起立筋群はしなやかさを失い、硬く短くなっていきます。

また、首から肩、背中にかけての一帯には、他にも胸鎖乳突筋《きょうさにゅうとつきん》、三角筋、僧帽筋、広背筋といった大きな筋肉が複雑にはりめぐらされています。

前首・前肩で、猫背になると、単に背骨のS字カーブが深くなるだけでなく、それらの筋肉がそれぞれに妙な角度で引っぱられてしまい、盛り上がってきて、やはり硬く、太くなり、胸郭の上部を圧迫し、狭くします。

胸鎖乳突筋、三角筋、僧帽筋、広背筋、脊柱起立筋群のすべてがガチガチの硬くて、太い筋肉に変わったら、さらに、どうなるのでしょう。それらの筋肉の重みが胸郭を圧迫したり前傾させたりして、胸郭は下へ下へと落ちてしまうのです。

首や肩、背中まわりの筋肉が硬くなることは、また別の大問題を引き起こします。

34ページのイラストにあるように、三角筋や僧帽筋などのそばに肩甲骨があります。三角筋や僧帽筋などがガチガチに固まって硬く、太く盛り上がると、それらにつられるようにして、そばにある肩甲骨も上がり、外側へ広がってさらに猫背になります。

肩甲骨と背中・肩まわりの筋肉

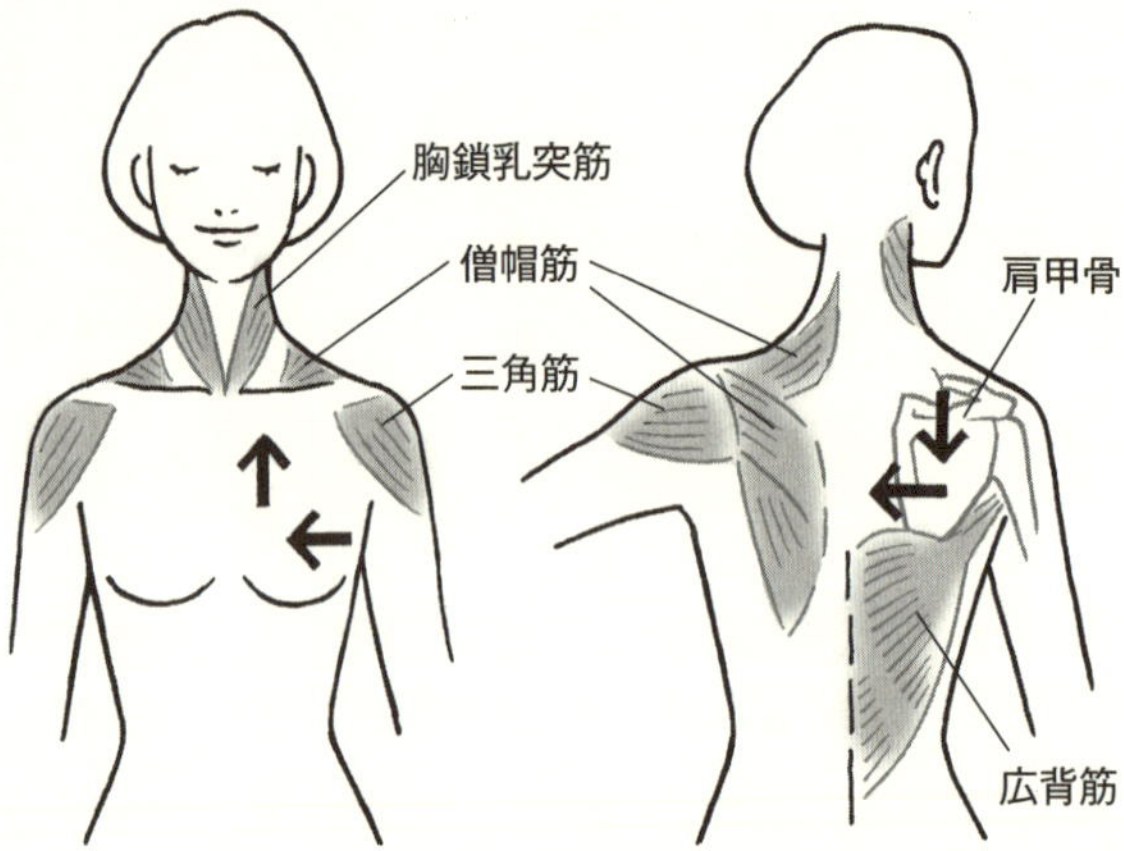

すると、肩甲骨の反対側にある胸郭は、逆に前傾しながらより下がります。

実は、背面にある肩甲骨と体の前面にある胸郭とは連動していて、いわゆるいかり肩と呼ばれる盛り上がった肩になると、胸郭は下がって、バストは下に下がり小さくなります。しかし、逆に、肩甲骨がすっと下に下がって、内側へ寄ると、胸郭は立ち上がり、胸が開き、バストが上がって大きく見えるようになるのです。

ですから胸郭を上げるには、肩甲骨を下げて、内へ寄せるのが重要なのです。

胸郭矯正のためには、胸郭を下げてしま

う大元の原因である猫背、前首・前肩を直すことからスタートするのがいちばん。さいわい、猫背、前首・前肩は比較的、たやすく直せます。

詳しいやり方は第2章、第3章で説明しますが、日々の生活の中でちょっと首を回して伸ばしたり、ひじや腕を回したりするだけでも、首がまっすぐに伸びてきて、肩も後ろへ引けるようになるのです。

下腹ぽっこりにも、タイプがある！

くびれのできない太いウエストと共に、多くの女性たちを悩ませているのが、ぽっこりと太って見える下腹でしょう。

このぽっこりお腹は、ダイエットで減量するだけではなかなか消えず、やせたあとも最後まで残っていたりします。それもそのはず。ぽっこりお腹もまた、カロリーオーバーよりも、むしろ骨格の歪みが主な原因なのです。

それにしても、ぽっこり出ているお腹には、いったい何が詰まっているのでしょう。

「肉」や「脂肪」だと思っている方が多いのではないでしょうか。

実は原因は、それだけではありません。

あなたが想像もしていなかったものが、そのぽっこりお腹の正体なのです。

ざっくりお伝えすると、ぽっこりお腹の原因は、空気、腰まわりの肉、便、そして、内臓と内臓脂肪の4つです。

ぽっこりの「中身」は異なりますが、いずれも悪い姿勢からくる骨格の歪みが深く関係しています。順を追って、お話ししていきましょう。

① 空気お腹タイプ

やせているのにお腹の中央がぽっこり出ているタイプでは、ほとんどの場合、腸に空気がたまっています。空気が入っているため、お腹を押すとやわらかく、引っ込みます。

前首・前肩の前屈みの姿勢でいると、胸郭の上部が狭まります。すると、肺が圧迫され、肺の容積が少なくなるのです。そのため、吸った空気の一部が胃や腸へ押し下げられ、お腹にたまってしまいます。

ちなみに、大腸にいった空気はオナラとして外へ排出され、小腸にたまった空気は口からゲップなどで出ていきます。オナラにもならず、口からも出ていかないで、腸に残った空気が、お腹をぽっこりとふくらませているわけです。

②腰ベルトタイプ

つかむことのできるお肉が、ウエストの少し下、背中からお腹のほうまでつながっているようにあるのであれば、「腰ベルトタイプ」のお腹ぽっこりさんです。

硬い肉がまるでベルトのように腰まわりを囲んでいるので、私はこのぜい肉を腰ベルトと呼んでいます。

これも姿勢の乱れが原因。猫背でS字カーブが深くなると、骨盤が前傾して、腰にある5個の腰椎に負荷がかかり、歪み、詰まってきます。すると、腰椎を守り、歪みをそれ以上助長しないために、腰のまわりをグルーッと取りまく筋肉に大量のセルライトが混じり、太く、硬い板状の肉になり、太いベルト状のぜい肉になってしまうのです。

③ 便秘タイプ

前首・前肩の姿勢は、便秘の原因にもなります。胸郭が下がり内臓が下垂して大腸を圧迫するために、腸の働きが悪くなるのです。便がたまっていれば、下腹もそのぶんぽっこり出てくるのも当然。このタイプの人は、代謝も悪いので、全身も太りぎみで、お腹が張って出て硬くなっています。

④ 内臓と内臓脂肪タイプ

内臓が下垂すると、圧迫されるのは腸だけではありません。骨盤に囲まれた子宮や卵巣なども圧迫されて、その機能が低下してしまいます。臓器の機能が低下すると、その臓器のそばには内臓脂肪が備蓄されていきます。

機能が低下してしまった臓器に、いざというときエネルギーを供給できるように、エネルギー源としての脂肪を臓器のそばに蓄えるのです。このタイプの人は、下腹にふれるとつめたく、硬くなっています。このような場合、ぽっこりお腹の中身は、子宮や卵巣についた内臓脂肪になります。

なお、子宮や卵巣は子孫を残すためにも、また、女性の健康維持のためにも重要な役割をはたしています。そのような大切な臓器である子宮や卵巣が内臓下垂によって圧迫されると、筋腫や卵巣嚢腫《のうしゅ》もできやすくなるのです。

ぽっこりお腹の４タイプをご紹介しました。どれかあてはまるものがあったでしょうか。ふたつ、３つと重なってあてはまる方もいるかもしれませんし、４つすべてがあてはまる方もいるでしょう。

でも、前首・前肩の姿勢のクセを直して、椎骨の歪みや詰まりを矯正し、胸郭を上げることができれば、ぽっこりお腹は消えていきます。さらに、内臓下垂が改善され、腸や子宮、卵巣の機能も高まり、便秘や内臓脂肪の解消もできるのです。

胸郭の位置は何歳からでも変えられる

胸郭はカゴのような形をした胸のあたりにある骨格です。

胸郭を引き上げれば、ウエストにくびれができると、何度もお伝えしましたが、この本を読んでいる方の中には、「成長途中の子どもでもないのに、骨を動かすことなんてできるの？」と、思われた方もいるでしょう。

さらに「骨格は生まれつきのものなのに、どうして胸郭を上げたり、動かしたりできるのか」。そんな疑問を持たれた方もいらっしゃるかもしれません。

けれど、骨格はいくらでも変えられるし、動かすことができます。しかも、60代、70代でも骨格は変えられるのです。全身の骨格は骨と関節、筋肉、靭帯によってつながり、支え合ってなりたっています。この4つが力を合わせて、体の支柱としての役割をはたしているのです。また、体つきの基礎を形づくっているのも、骨格です。

骨格の「本体」は骨ですが、骨自体はいってみれば、1本の棒やパーツ（中には、丸い形をした骨もある）にすぎないので、体つきを決めることはできません。

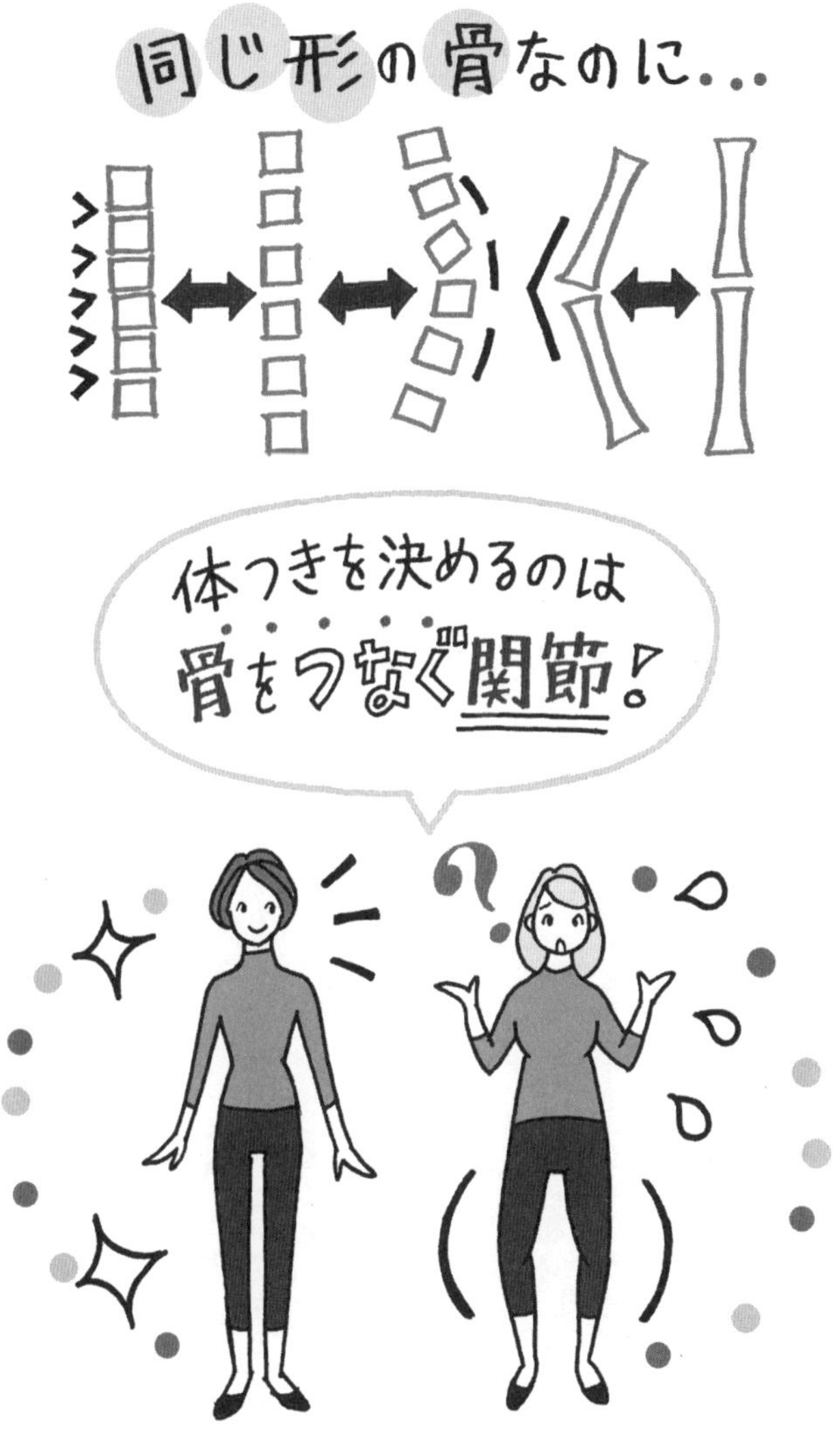
同じ形の骨なのに…
体つきを決めるのは
骨をつなぐ関節！

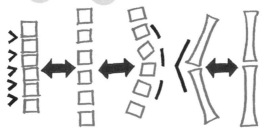

体つきを決めているのは、骨と骨をつなぐ関節や筋肉、靱帯です。関節部分で1個1個の骨と骨がどのような角度や隙間で連結されるか、それによって、たとえば、脚の形がまっすぐにもなれば、O脚やX脚にもなります。パーツをどう組み立てるかによって体形が変わってくるのです。

また、背中も椎関節で歪みが出れば、きれいなS字カーブを描くことができず、その歪みを正そうと筋肉も硬く太くなります。また、椎関節が詰まれば、背が低くなり、逆にその詰まりを解消すれば、身長だって伸びるのです。

関節を整えれば、骨格は変わり、それによって体つきも変えられます。

同様のことが、胸郭という骨格についてもいえます。

すでにお話ししてきたように、前首・前肩を直して、硬くなった脊柱起立筋群をほぐし、椎骨の歪みや詰まりを解消すれば、胸郭をすっくと立ち上がらせることがかならずできるのです。筋肉はいくつになっても鍛えられるといいますが、骨格もいくつになっても変えられます。

特に胸郭の場合、上からかかる負荷といえば、頭や首などの重さくらいです。重たいとはいえ、上半身のすべての重みがかかり続けている下半身に比べれば、軽いもの。そのぶん、胸郭矯正は下半身の歪みを直すよりも、はるかにラクなのです。

下半身を正すことで、より完璧なくびれづくりができる!

ウエストのくびれをつくり、お腹をへこませるには、胸郭矯正がいちばんの早道。空気お腹も、腰ベルトも、便秘も、子宮と卵巣の近くにつく内臓脂肪もことごとく解消できて、お腹のぽっこりを引っ込めることもできるのです。

上半身の胸郭を整えて引き上げることは、くびれをつくり、ぽっこりお腹を解消するための、即効性のあるすぐれた方法です。

ところが、胸郭という上半身だけに働きかけるのでは、残念ながら十分ではありません。胸郭のある上半身を支える下半身という土台が歪んでいれば、整えたはずの胸郭もじきにまた歪んでくるからです。

グラついた土台の上に建てられた家を考えてみてください。歪んだ窓枠の周辺部分だけ直しても、それは一時的なもので、時間がたてば、不安定な土台に引っぱられて、窓枠はふたたび歪んでくるでしょう。

一時的な効果で終わらせないためには、下がってしまった上半身の胸郭を正しながら、同時に、土台である下半身も整えること。上からも、さらに下からも働きかけることで、くびれと引き締まったお腹をより効果的に、そして、より確実に手に入れられるのです。

美しい姿勢を支える「股関節と骨盤」のしくみ

下半身の要となる重要な骨格といえば、「股関節」と「骨盤」でしょう。

骨盤は5つの骨でできていて背骨を支えている「要所」です。上半身からの負荷を受け止めています。また、股関節は骨盤を支えながら、さらに骨盤の下に続く2本の脚のバランスを取る役割をはたしています。

骨盤を「まっすぐに立たせる」ことは、胸郭を引き上げ、立たせることにもつなが

股関節と骨盤

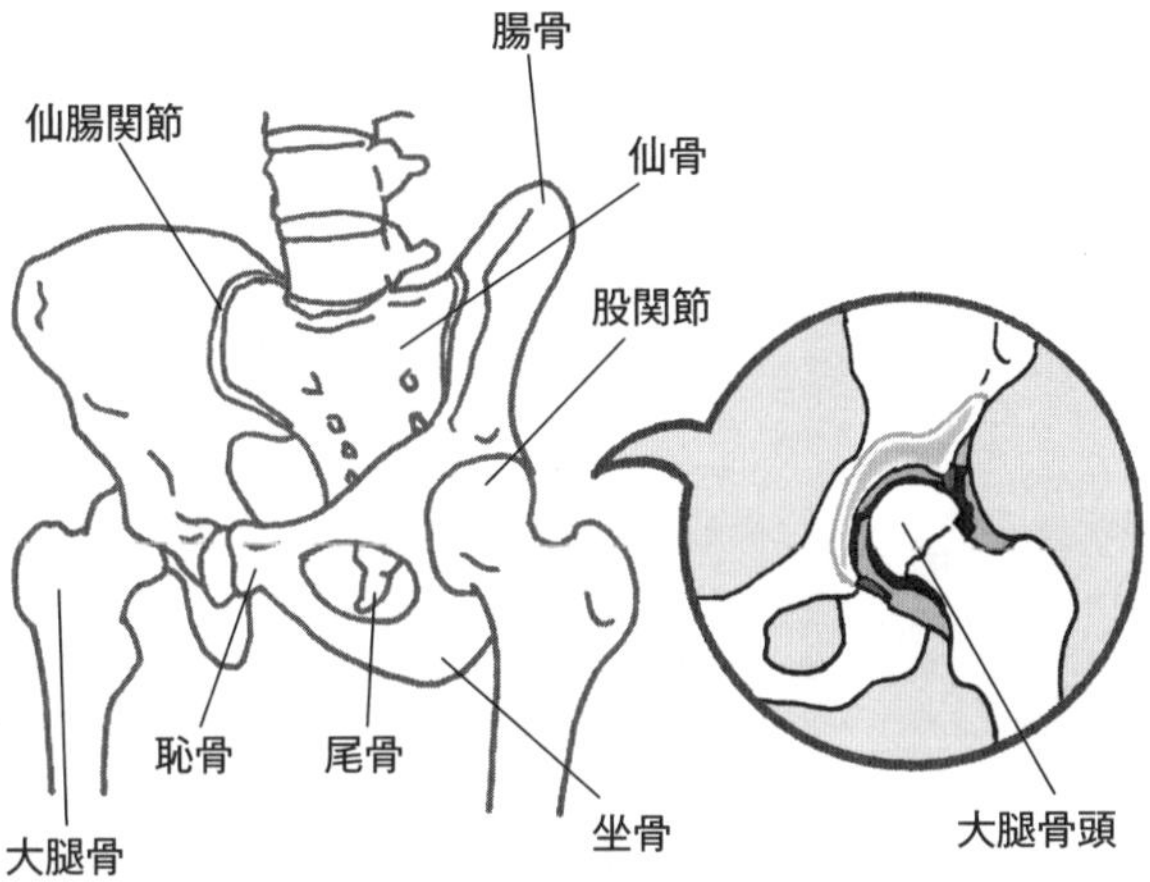

ります。そのため、骨盤を整えることは、ウエストにくびれのある美しいボディづくりにとって、さらに内臓下垂のないすっきりしたお腹づくりにとっても非常に重要なのです。

まず骨盤がどのようなつくりになっているのか見ていきましょう。

骨盤は上のイラストのように、形の違う5つの骨が組み合わさってできています。左右に蝶の羽根のように広がっているのが「腸骨」で、中央にあるのが、腰椎から続く「仙骨」です。仙骨という背骨の一部が、骨盤に入り込んでいるのですね。仙骨の先にあるのが「尾骨《びこつ》」。そして、腹側の下のほうには「恥骨《ちこつ》」が、お尻の底には「坐骨《ざこつ》」があります。

これら5つの骨でできている骨盤を支えながら、左右の脚と上半身をつなぐ役割をしているのが股関節です。

股関節は「球関節」です。球関節とは、いっぽうの骨が半球状に盛り上がり、もういっぽうの骨がそれにぴったりはまるように丸くくぼんでいるものをいいます。この形状のために、脚は360度、どの方向にも自由に動かせるのです。

肩関節も球関節。肩もいろいろな方向に動かせますね。

人体にくびれができたのは、股関節のおかげだった！

他の動物とは違って人間の骨盤は立っています。他の四足動物は犬でも猫でもクマでも、骨盤は地面に対してほぼ水平に寝ているのです。人間は四本足の動物から進化する過程で、地面に対して水平だった骨盤を少しずつ立てていきながら、直立二足歩

股関節で筋肉がねじれ、バランスよく立てるように！

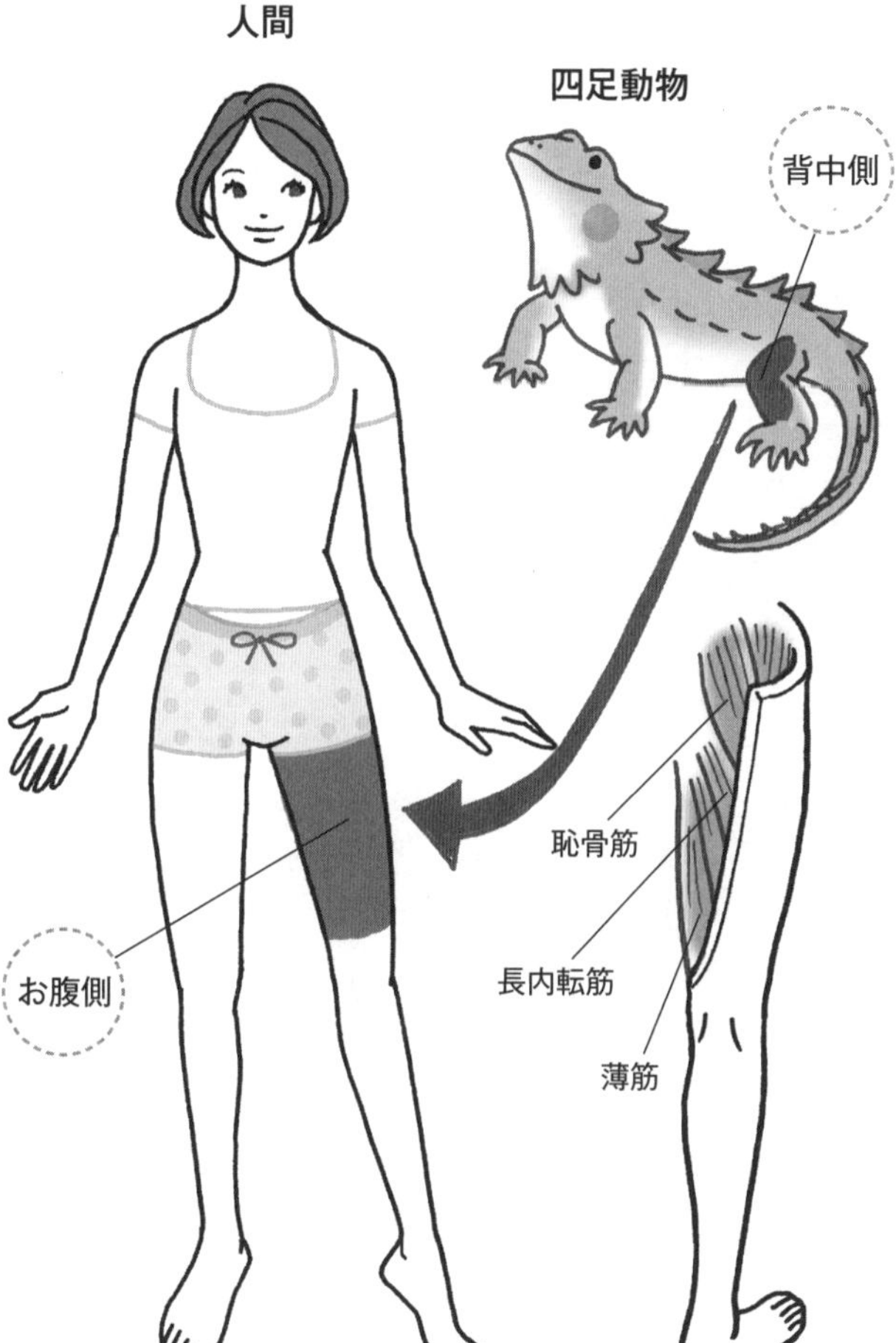

行ができるようになったのです。

地面に対して垂直に骨盤を立てて長時間二足歩行ができるのは、人間のすぐれた特徴といえます（馬や犬も一時的には立つことができます）。

さらに興味深いのは進化の過程で、股関節が球関節になり、脚が股関節の部分でねじれたことです。それにともない、股関節を囲む強靭な靭帯や筋肉もねじれ、もともと前脚側にあるはずだった恥骨筋《ちこつきん》、長内転筋《ちょうないてんきん》、薄筋《はくきん》といった筋肉が後脚内側へねじれ、恥骨と連結しました。そして、これらの筋肉が後脚内側にまわり込むことによって、体の背面と前面の両方の筋肉で体を支えられるようになり、人間はバランスよく美しく動くことができるようになったといえます。

下半身の抗重力筋が、胸郭をより引き上げる

くびれづくりのカギとなるのは、胸郭を立たせることと共に、骨盤を整えること。

そして、正しい位置にある骨盤は、前にも後ろにも傾かず、まっすぐに立ち上がって

いて、さらに、左右がシンメトリーになっています。

骨盤がこのように正しく保たれていれば、背中がスッと伸びて、姿勢も正しくキープできます。

なぜなら骨盤がまっすぐに立つことで、骨盤を支える縦筋、つまり、抗重力筋が縦にしっかりと伸ばされて、体を支えるという役割を１００％はたせるからです。

骨盤の前側を走る代表的な抗重力筋といえば、大腰筋《だいようきん》と腸骨筋《ちょうこつきん》、腹直筋《ふくちょくきん》です。

５個の腰椎に付着している大腰筋は、太ももの骨から伸びています。

また、腹直筋は、お腹の正面にあって縦に胸骨まで走る筋肉です。

腹直筋は、お腹のたるみをとるためにいちばん重要な筋肉です。骨盤が歪んでいたり、前傾・後傾していると、腹直筋はゆるんでしまい、体を支えることができなくなります。また、腹直筋がゆるむと、骨盤の歪みがさらにひどくなります。

腹直筋がしっかり伸縮することは、ウエストまわりをはじめ、全身の体形を美しく保つためにも重要な意味を持つのです。順を追って、説明していきましょう。

まず、腹直筋の位置から。腹直筋がお腹の中央にだけあると思ったら、大間違いです。腹直筋は51ページのイラストのように、骨盤の恥骨から胸郭の中央にある胸骨に向かって、お腹やみぞおちの上をまっすぐに長く伸びています。

腹直筋には、胸郭を上げたり下げたりする働きもあります。そのため、腹直筋がゆるむと、胸郭も下がってしまうといっても過言ではありません。胸郭が下がれば、前首・前肩になります。

さらに、腹直筋がゆるむと、骨盤の腸骨と仙骨の間にある仙腸関節もゆるむので、骨盤が広がって股関節まで歪むのです。骨盤と脚をつなぐ股関節が歪めば、脚の形も連動して歪んでしまいます。

脚が歪むと、どんなことが起きるでしょう。

足底から脚へと続いている抗重力筋が衰え、骨盤まわりの腸骨筋や大腰筋、脊柱起立筋群もゆるんでいくのです。このような状態になると、体の土台である下半身が上半身をしっかりと支えることができず、全身の抗重力筋が衰えて下がり、体全体の歪

骨盤、お腹まわりの筋肉

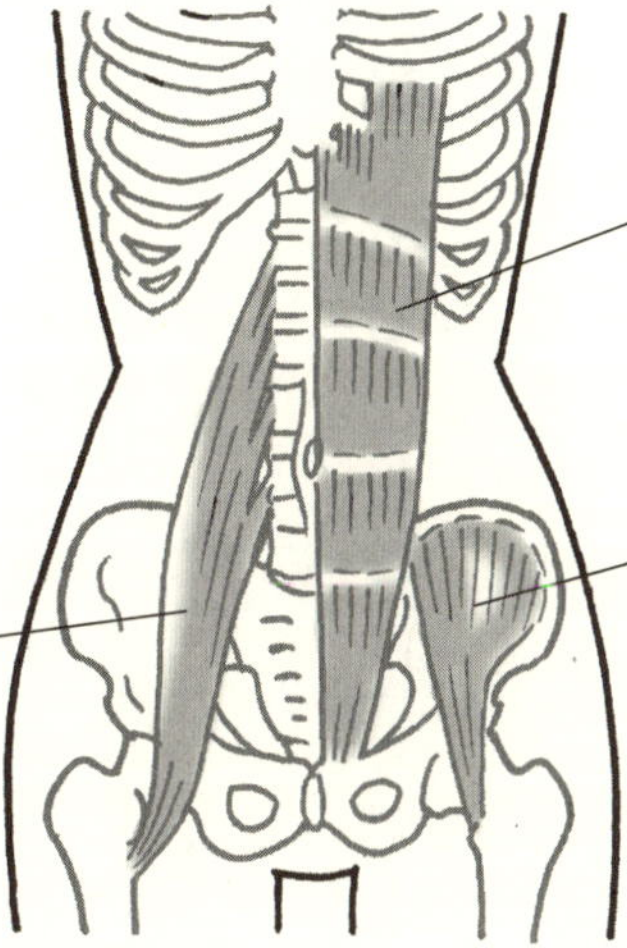

みや全身の関節詰まりに陥ります。

全身で歪みや関節詰まりが起きれば、ボディラインが崩れるのは当然ですし、特に背骨で歪みや関節詰まりが起きれば、20ページで説明したように、ウエストからくびれはなくなります。

このような事態を防ぐには、上半身の胸郭を正しく整えながら、同時に、脚、股関節、骨盤も正しい位置にすることが重要。脚、股関節、骨盤を整えれば、腹直筋、腸骨筋、大腰筋、脊柱起立筋群など、体を支える縦筋も、伸縮自在の、ニットのようなしなやかさを復活させることができます。

正しい姿勢が保たれれば、背筋が伸びて、

胸郭が上向きになるので、ウエストにはくびれができ、下腹のぽっこりも引っ込みます。

もしあなたが、ウエストのくびれをつくり、お腹をへこませたいと本気で思っているのなら、胸郭矯正と共に、骨盤矯正にもぜひ取り組みましょう。

骨盤はちょっとしたことで傾いたり、歪んだりします。それだけに、日頃からのエクサイズやクセ直しが必要なのです。

意識しても「きれいに立てない」のには、理由がある

人間の骨盤は垂直に立っているためにどうしても不安定になり、ちょっとしたことでも歪んでしまいます。特にここまでに何度もふれてきた通り、姿勢の悪さは骨盤を歪ませるいちばんの原因です。

前首・前肩、猫背のクセがひどいと、骨盤は後ろへ倒れます。

反対に、背中や腰の部分が深いS字状になる反り身では、骨盤は前に倒れてしまい

ます。また、肩の高さが左右で違ったり、どちらか片方の肩だけが前に出ていると、骨盤にも左右や前後に歪みが生じるのです。

骨盤が前後左右に傾き、歪むと、仙腸関節がゆるむので、その上にある背骨が体を支えられずに、上半身がグラグラと不安定になります。

そのような状態では、胸郭も立たず、骨盤自体も上半身からの重みで横に広がります。また、股関節の位置も外側へずれて歪み、その下にある脚も曲がって、O脚やX脚になってしまうのです。つまり、骨盤が歪むことで、ウエストは寸胴、下腹はぽっこり、お尻は横広がり、脚は曲がってO脚かX脚という恐ろしい体形になるのです。

骨盤、股関節の歪みが、美ボディの大敵というのは、まさにこのことを指します。O脚やX脚など、脚が曲がって歪んでいるのは、見た目以上の問題があります。まっすぐ立てなくなるのです。

まっすぐに立てないと、骨盤も股関節もますます歪むという悪循環に陥ります。でも、この悪循環を断ち切る解決策はあります。

それは足裏からしっかり姿勢をつくること。詳しくは第2章の「正しい立ち方」

（62ページ）で説明しますが、ポイントは脚のひざ裏をしっかり伸ばして、かかとで地面を押すようにして立ち、そして、脚の裏側に力を入れ、伸ばすことです。

美しい体のラインに欠かせない「足底」の使い方

試しに、お腹に軽く手をあててかかとと脚の裏側に力を入れて立ってみましょう。お腹が引っ込むのを感じるはずです。なぜ脚の裏側に力を入れると、前にあるお腹が引っ込むのでしょうか。

先ほどの話を思い出してください。進化の過程で、脚が股関節の部分で回転してねじれたことによって、四足動物では、背中側にあった筋肉がお腹側へまわり込んだのでしたね。

つまり、脚の裏側の筋肉と、前面のお腹の筋肉とは、もともと同じ側にあったもので、靭帯が上手にねじれながらしっかりとつながっているのです。ですから、足底からひざ裏、太もも裏の筋肉に力を入れると、靭帯を通してお腹側にある腹直筋や腸腰筋（腸骨筋と大腰筋を合わせてこう呼ぶ）にも力が入りお腹が引っ込むのです。

腹直筋や腸腰筋が鍛えられると、胸郭も上がります。さらに、それらの筋肉によって骨盤がしっかりと支えられるので、骨盤の歪みを整えられ、広がった骨盤も引き締まり、外側へずれていた股関節が正しい位置に戻ります。

股関節や骨盤が整えば、O脚やX脚も矯正されて、脚はまっすぐになり、ひざから足底までの神経伝達もよくなります。その結果、足を機敏に動かしたり、スッと立つこともできるようになるわけです。

上半身ではダイレクトに胸郭を引き上げ、下半身では骨盤と股関節を正すことで、胸郭にアプローチしつつ、上半身を安定させる。

ダブルで胸郭に働きかければ、くびれたウエストと引き締まったお腹はかならず手に入れられます。そして、お腹まわりの「ほっそり」が実現したときに、あなたの首はスーッと伸びて、鎖骨が横一線になった美しいデコルテが出現し、バストまで高い位置に引き上げられる……という上半身のうれしい変化を感じられるでしょう。

さらに、アンダーバストは以前よりも細くなってウエストでキュッとくびれ、そして、ヒップへ向かってゆるやかにすそ野を広げるような理想的なボディラインができてきます。こうして、ウエストまわりで三角形の上に逆三角形を重ねたような、見事なボディラインが完成するのです。

つまり、ウエストにくびれができると、そのきれいが全身に波及するかのように、体のさまざまな部分が、つぎつぎと美しくなっていきます。

第4章では、「くびれができると、全身が変わる」という、このうれしいしくみについて、じっくりお伝えするので楽しみにしていてください。

くびれのある・なしで体は変わる！

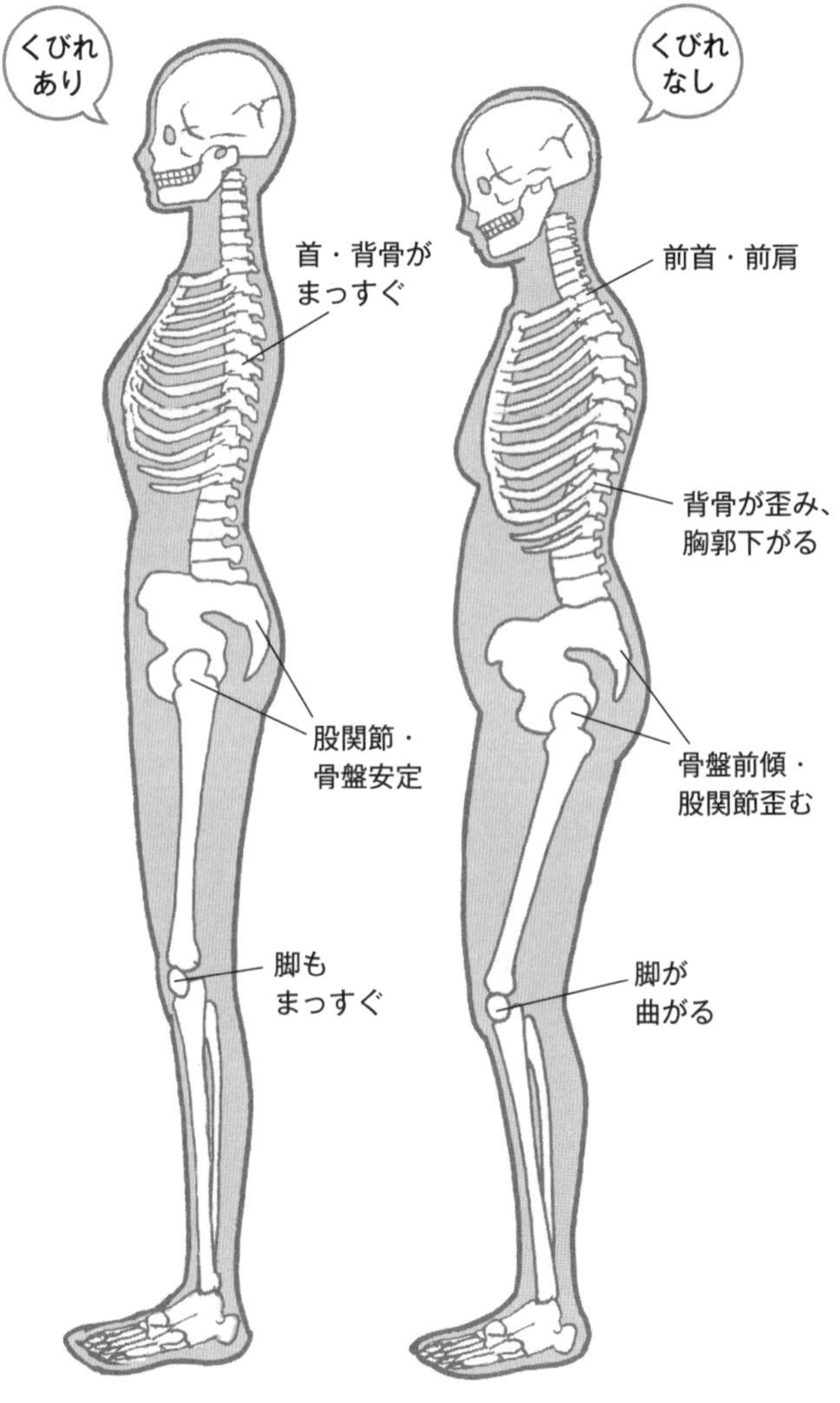

第2章

くびれのつくり方

くびれづくりは3方向から攻める

第2章では早速、胸郭を引き上げるための「胸郭矯正エクササイズ」11個をご紹介します。

胸郭矯正エクササイズでは、「背骨」「肩まわり」「下半身」の3方向から胸郭にアプローチします。

① 背骨の歪みを正すエクササイズ

前首・前肩の猫背体形は、胸郭が下がる大きな原因です。前首・前肩・猫背を直すために、ウエストをひねったり、指や腕を大きく回すなどの動きをします。このエクササイズでは、いかり肩も直して、華奢な肩まわりをつくることもできます。

②肩・ひじ関節、肩甲骨まわりをほぐすエクササイズ

肩関節、ひじ関節をほぐして、肩甲骨がしなやかな状態になれば、肩甲骨は下がり、胸郭が上がります。肩関節、ひじ関節まわりの筋肉、肩甲骨をほぐすために、ひじや腕を回したり、ひじで歩いたりします。

③上半身を支える「下半身」を整えるエクササイズ

お尻で歩いたり、ひざ裏を叩いたりし、骨盤、股関節、脚の歪みを正します。「上半身をしっかり支える土台＝歪みのない下半身」をつくると、胸郭が上がった〝正しいS字カーブの背骨〟に改善することができます。

11個のエクササイズでは、手の指先から足底までを動かして、胸郭を下げる原因となっている肩や肩甲骨、背骨、下半身の歪みにアプローチし、それらを解消していきます。大元の原因を解消することで、リバウンドしない体を根本からつくり上げることができるのです。

エクササイズ前の準備①

立っておこなうエクササイズは、「かかと重心」を意識する！

立っておこなうエクササイズでは、イラストのように、首、背筋、骨盤、脚をまっすぐ伸ばし、足のかかとに力を入れ、「かかと重心」で立つことが重要です。足底に力を入れると、自然と脚の裏側にL字状に力が入ります。すると、骨盤がすっと立ち、仙腸関節が締まります。

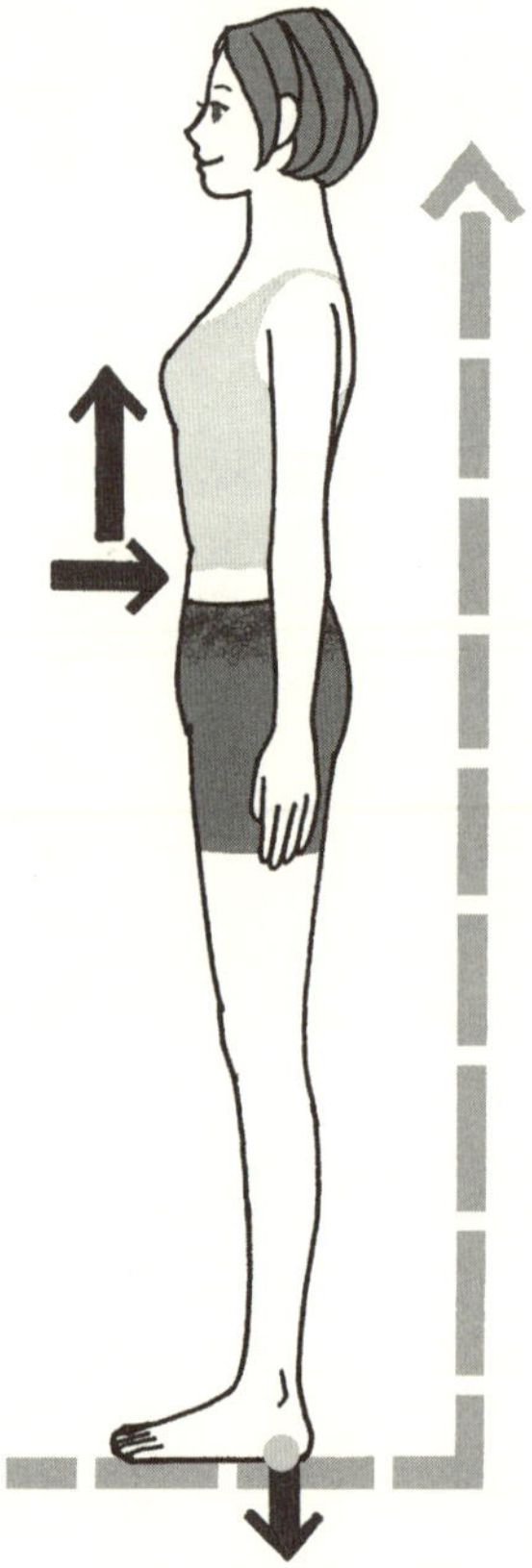

エクササイズ前の準備②

エクササイズ効果を高める2つの動きをおこなう

各エクササイズの前に、かならずやってほしい動きがあります。それが64〜65ページでご紹介する「しっぽ（尾骨）振り」→「ヘソ引き・ヘソ上げ」です。

「しっぽ振り」とは、尾骨を前方に振り出す動作のことです。肛門のすぐ上にある骨が尾骨。尾骨が後ろに引かれると、骨盤全体が前傾し、お腹が出てしまいます。骨盤の前面、最下部にあるのが恥骨（尾骨・恥骨の位置は45ページ参照）。尾骨を前方へ振り出すことで、恥骨も前方に出て、骨盤を立たせることができます。

この動作に続いて、「ヘソ引き・ヘソ上げ」をおこないます。ヘソに意識を集中して、お腹を引っ込めるようにヘソを背中のほうへ引き、そのまま、みぞおちに向かってヘソを上げます。これによって腹直筋が縦に引き上げられ、胸骨も上がり、胸郭が正しく引き上がります。

しっぽ振り

1

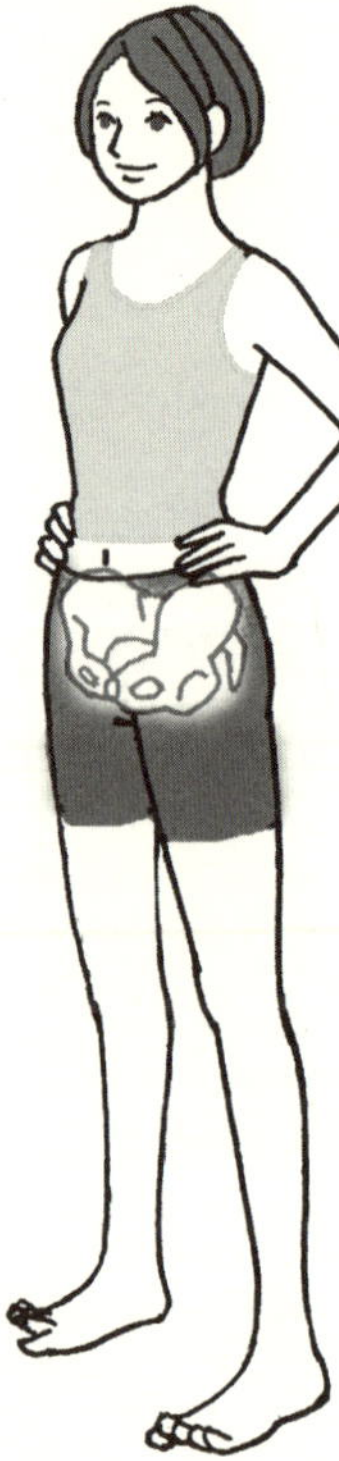

腰に手をあて、脚を肩幅くらいに開いて、足の親指以外の４本の指を上げて立ちます。骨盤が後ろへ傾いている人も、前に傾いている人も、なるべくひざ裏を伸ばして、骨盤をまっすぐにしておきます。

2

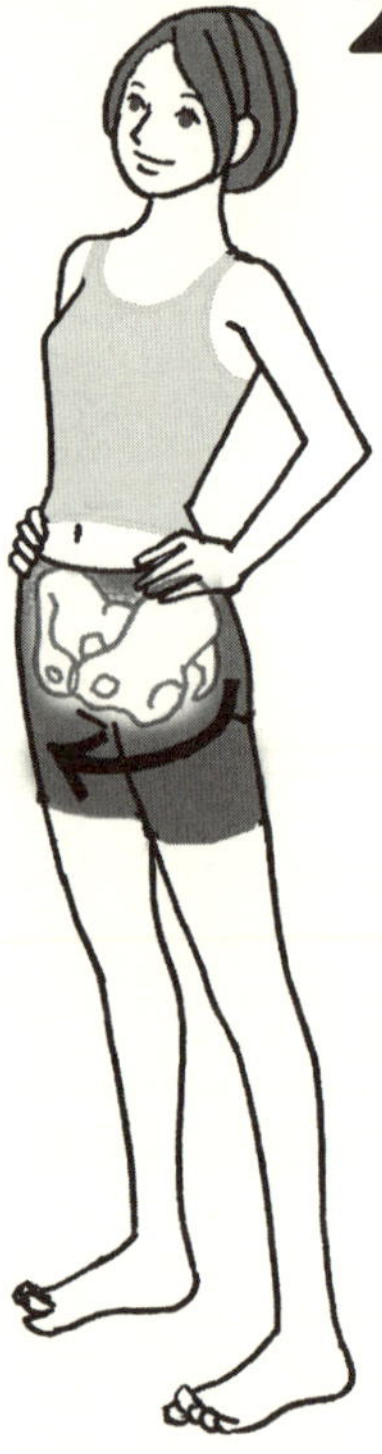

次に、尾骨を前方へ押し出します。わかりにくければ、最初は尾骨に手でふれ、尾骨を前にそっと押してみるとよいでしょう。お尻の下の脚のつけ根や肛門、さらに、お腹の筋肉が引き締まるのを感じてください。

ヘソ引き・ヘソ上げ

3

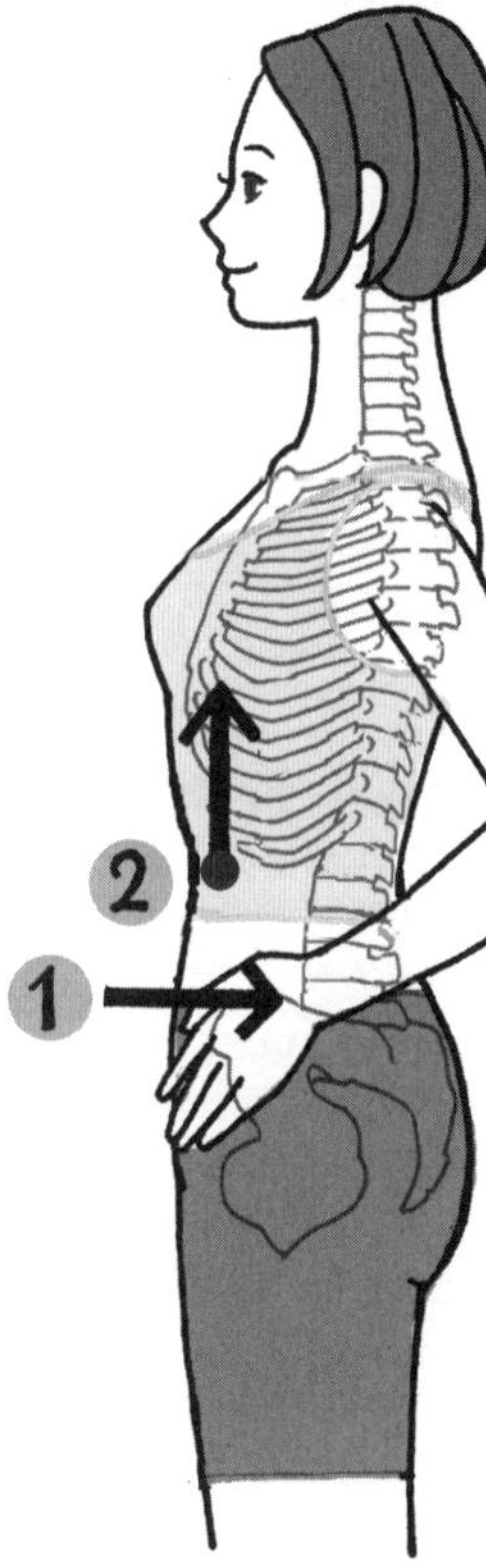

しっぽ振りで尾骨を前方へ振ってから、ヘソに力を入れ、背中のほうへ引っ込めます。そのまま、ヘソの上の「縦筋」に力を入れて、ヘソを上へ引き上げます。そして体を垂直に戻し、骨盤を立て体をまっすぐに戻します。胸郭が上がるのを感じてください。

座ってやる・寝てやるエクササイズは？

座っておこなうエクササイズでは、まず、しっぽ振りとヘソ引き・ヘソ上げをしてから座りましょう。また、寝ておこなうエクササイズでは、寝た姿勢のまま、しっぽ振りとヘソ引き・ヘソ上げを。

①背骨の歪みを正すエクササイズ

ウエストひねり

お腹まわりを走る腸骨筋などの抗重力筋を引き上げて、くびれのための「空間」をつくるエクササイズです。背骨が伸びて胸郭が上がり、胸が広がる感じを味わいながらおこなって。

1

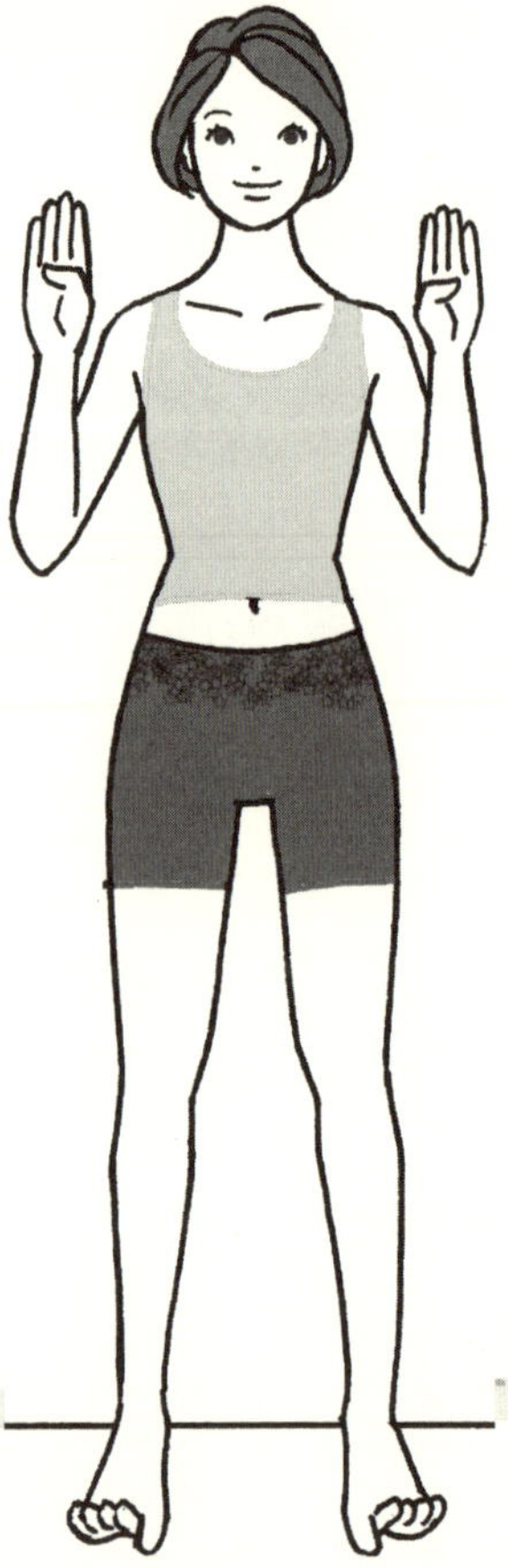

壁を背に、壁から 25 センチほど離れてかかと重心で立ち、足を肩幅より広めに開きます。足の親指以外の４本の指を上げ、左右の小指が平行になるように。肩の力を抜き、ひじはなるべく下げて、親指は手のひら側に倒し、それ以外の４本の指をくっつけた状態で、手のひらを前に向けます。

2

下半身が動かないように、かかと、ひざの後ろ、太ももの裏に力を入れながら、上体をひねって、**1** でくっつけた親指以外の４本の指先で壁を軽く押します。

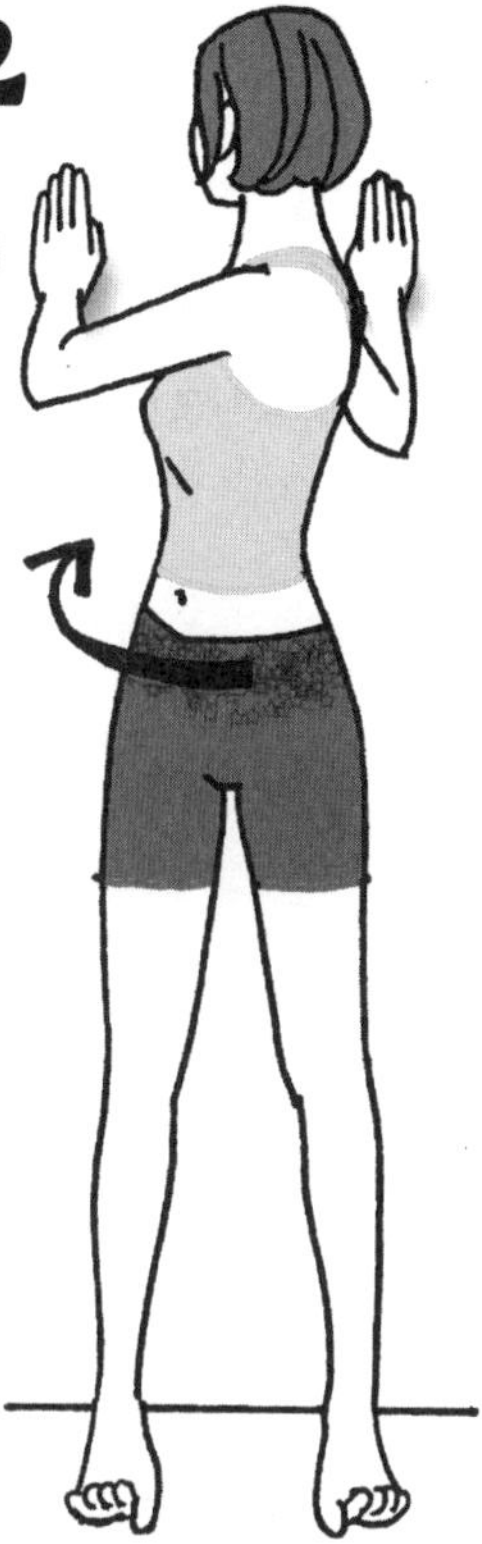

3

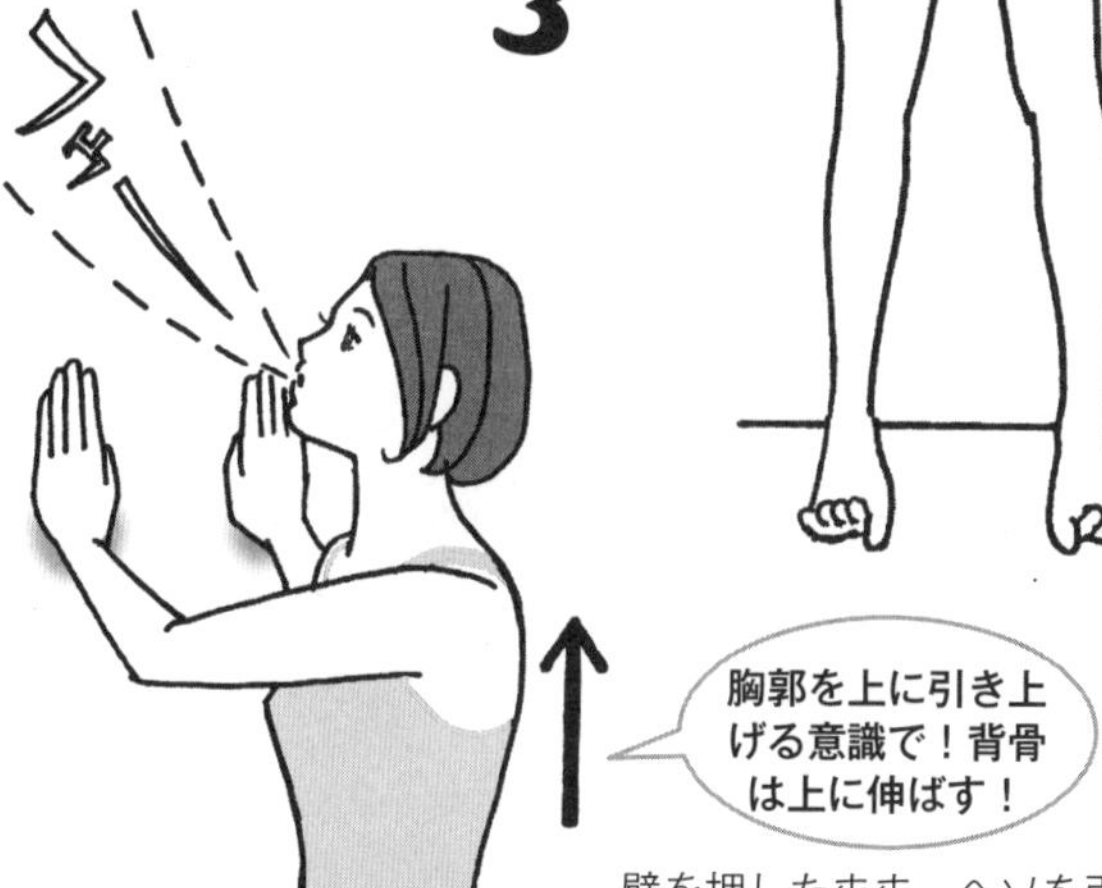
フーッ
胸郭を上に引き上げる意識で！背骨は上に伸ばす！

壁を押したまま、ヘソを引き、ヘソを上げます。斜め上に向けてフーッと息を吐いたら、**1** の体勢に戻り、今度は逆方向に上体をひねって同様に。左右交互に、トータルで５分間おこないます。

①背骨の歪みを正すエクササイズ

ゴロ寝ウエストひねり

ゴロ寝で、リラックスしておこないます。背中まわりの脊柱起立筋群を集中的にほぐすことで背骨の歪みを正し、しなやかな背中をつくります。足底から続く脚の裏側の抗重力筋を鍛える効果も。

1

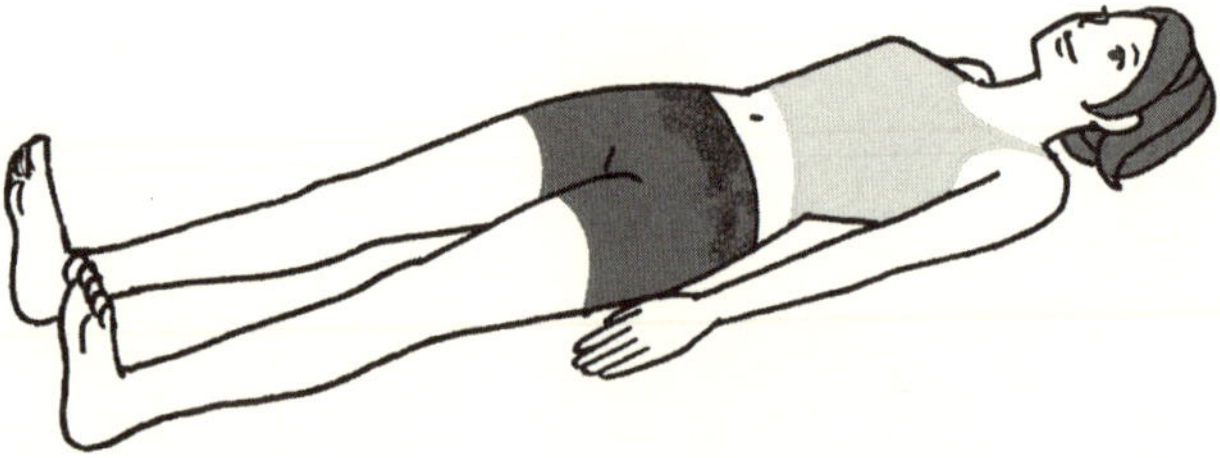

あお向けに寝て、顔を天井に向け、両脚を骨盤の幅に開きます。両手は手の甲を上にして、体のわきに自然に下ろして。かかとを立て、右と左の小指が平行になるように指先を真上に向けます。首や肩を縮めないで、リラックスさせること。

2

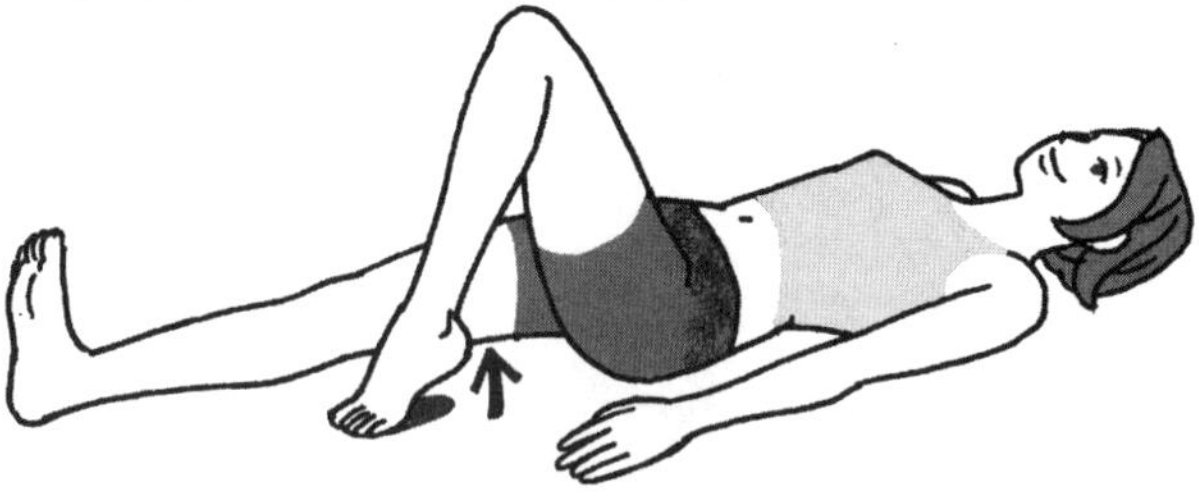

1 の体勢から、左ひざを曲げて立てます。左足のつま先は床につけたまま、かかとだけ10センチほど引き上げます。

コツ！
恥骨を上へ上げつつ、おヘソは背中側に引く。骨盤を斜め上に上げるように！

3

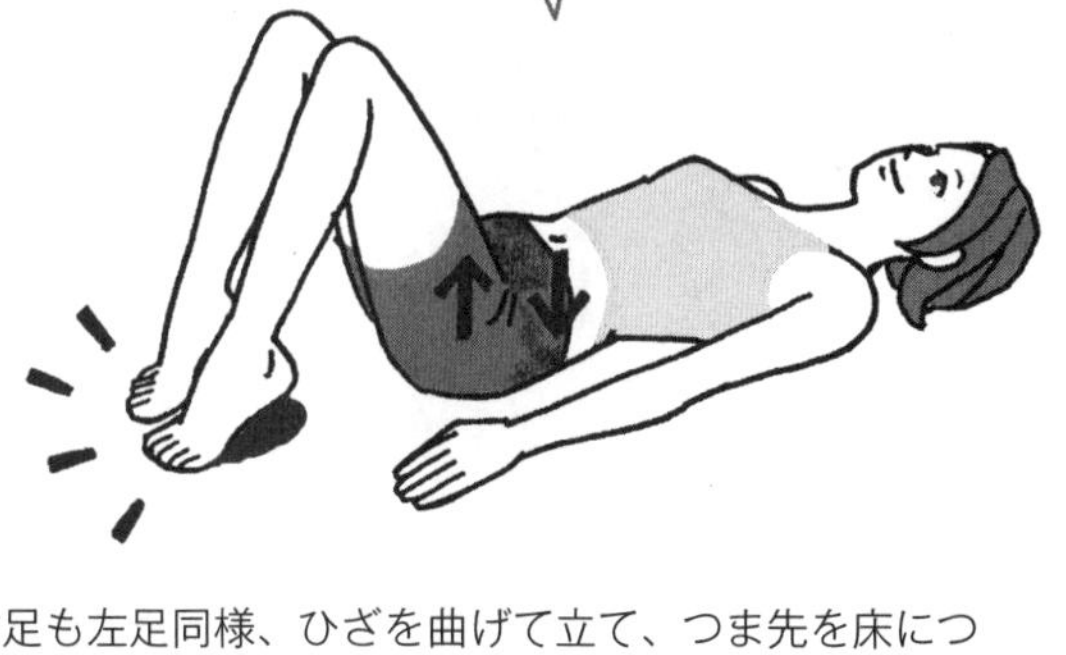

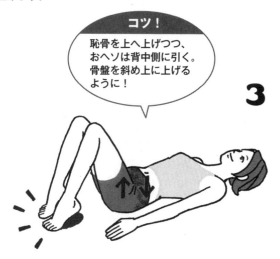

右足も左足同様、ひざを曲げて立て、つま先を床につけたまま、かかとだけ10センチほど引き上げ、両足をそろえます。

4

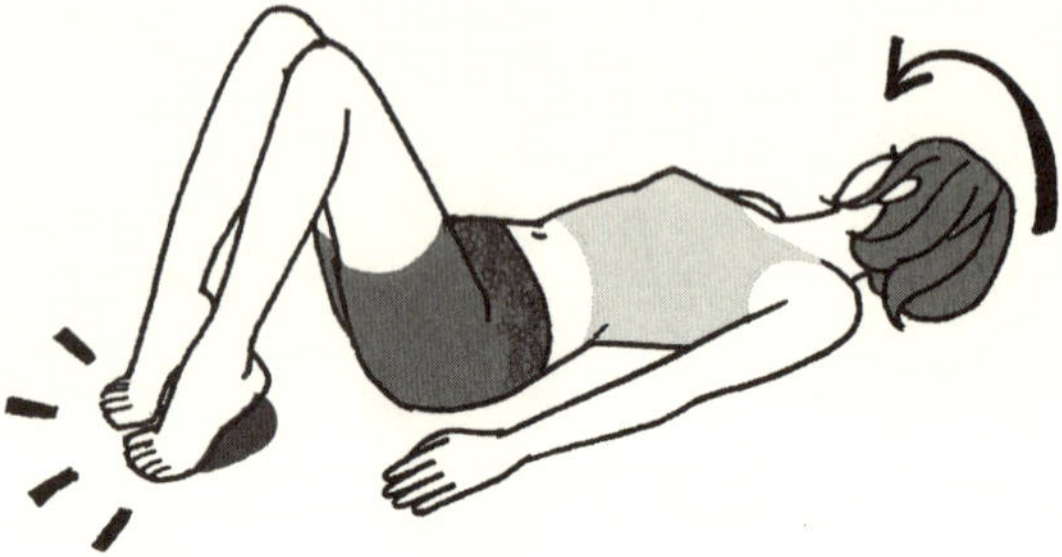

次に、両足の４本指の裏にグッと力を入れ、かかとを上げた状態で、顔を右へ向けます。恥骨が上がるのを意識して。顔はしっかり回し、こめかみを床につけます。

5

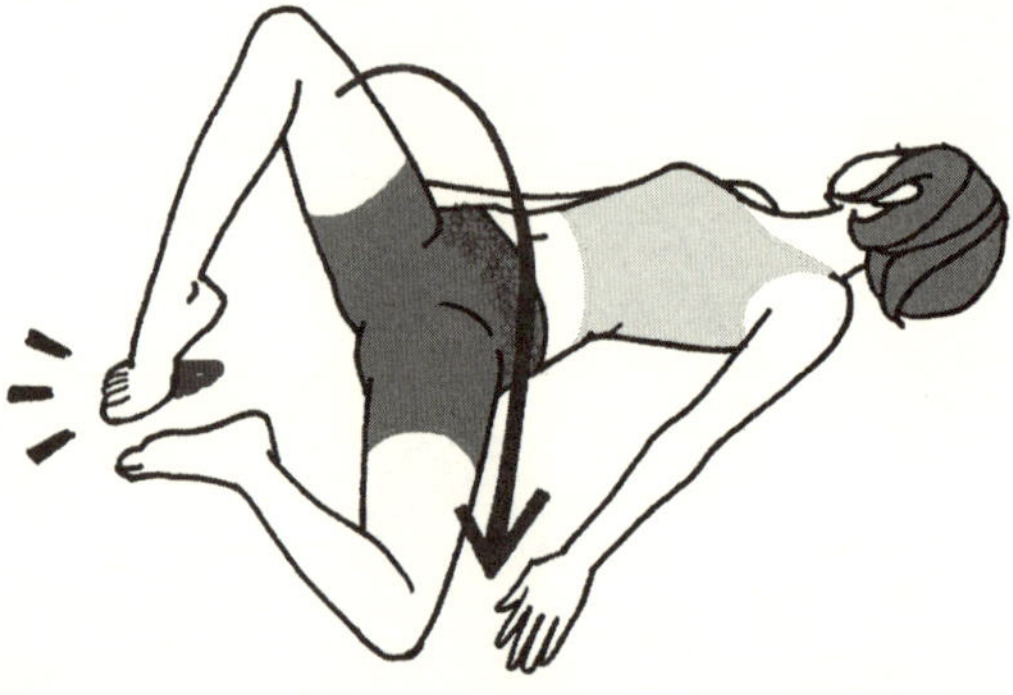

右脚はかかとを上げたまま、４本指で床を押しながら、左脚だけ脱力するように左側へ倒します。背中や肩の力を抜いて、腕を大きく広げます。首を伸ばし、腰に力を入れないように気をつけて。

6

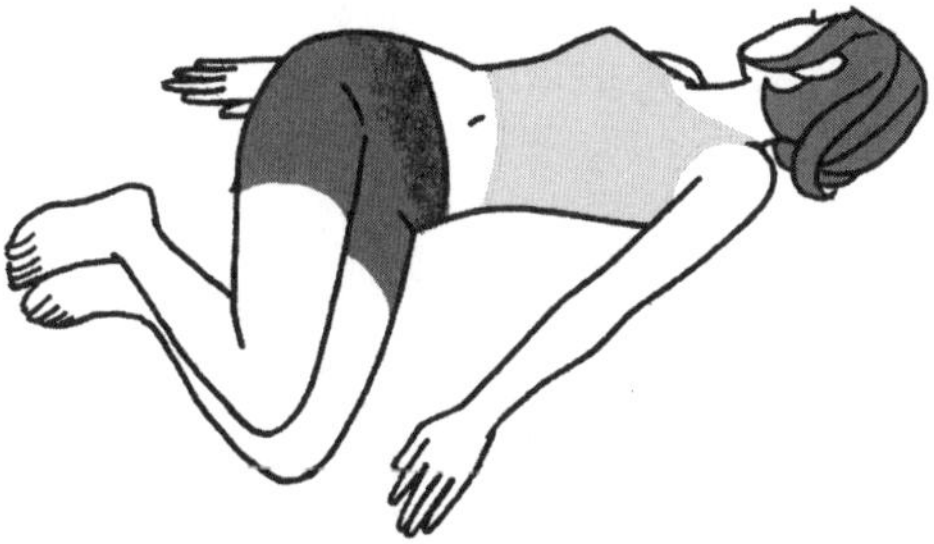

続いて、右脚も脱力するようにかかとを床に落としてから、左側へ倒します。このとき、脚だけ動かし腰を回さないように意識して。

7

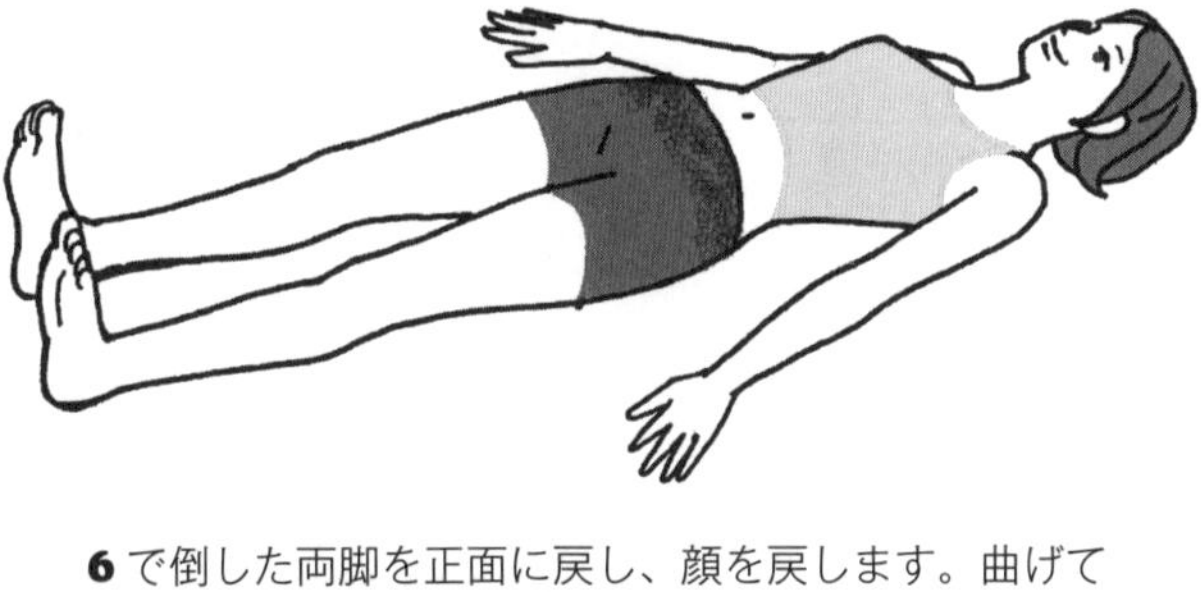

6 で倒した両脚を正面に戻し、顔を戻します。曲げていた脚を片脚ずつゆっくりと伸ばしたら、右側のウエストひねりは終了。同様に、反対側（顔を左に向け、脚を右側に倒す）もおこなったら、1セット終了です。5セットを目安にくり返しましょう。

①背骨の歪みを正すエクササイズ

壁腕回し

肩を大きく動かすことで、肩甲骨まわりの筋肉をほぐしながら、首、胸郭、ウエスト、下腹まで背骨をぐーっと伸ばします。かかとに重心をかける立ち方を体で覚えましょう。

1

左側に壁がある状態で、壁から30～40センチほど離れて、壁の真横に立ちます。足は肩幅よりも少し広めに開き、足の親指以外の４本の指を上げて、左右の小指を平行にしましょう。こうすることで、かかと重心となります。

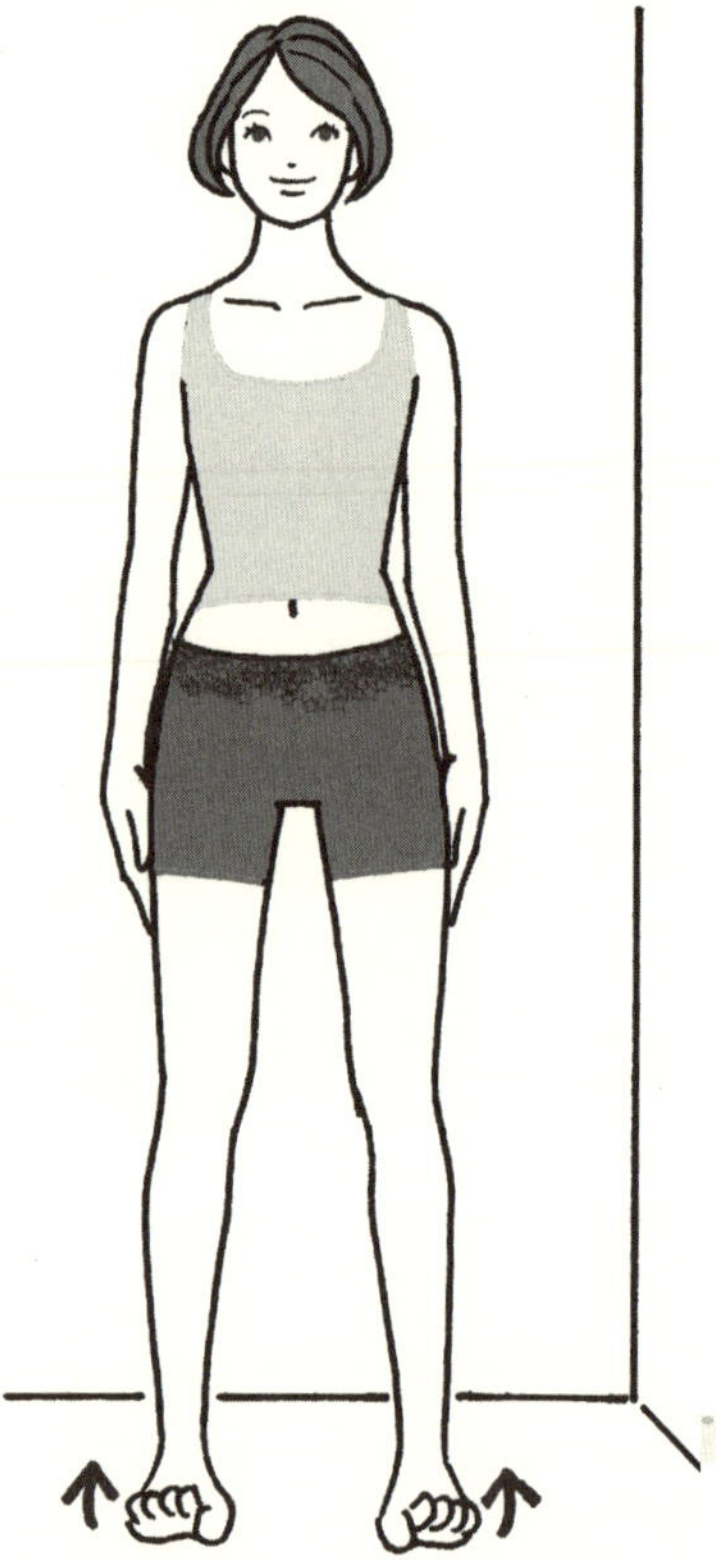

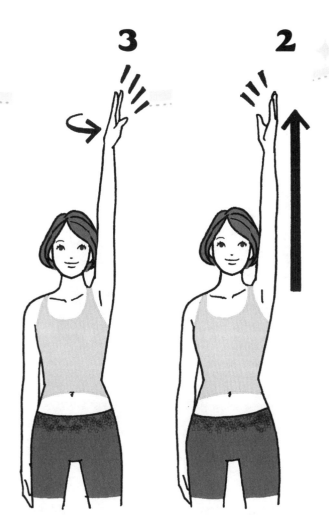

2

壁側にある左手を耳の横で高く伸ばします。手の甲は壁側に向けて。首に力を入れないこと。お腹からウエストが引き上げられるのを感じるはず。

3

上げた左手をひっくり返して、手のひらが壁側を向くようにします。ウエストがキュッとねじれるのを感じてください。

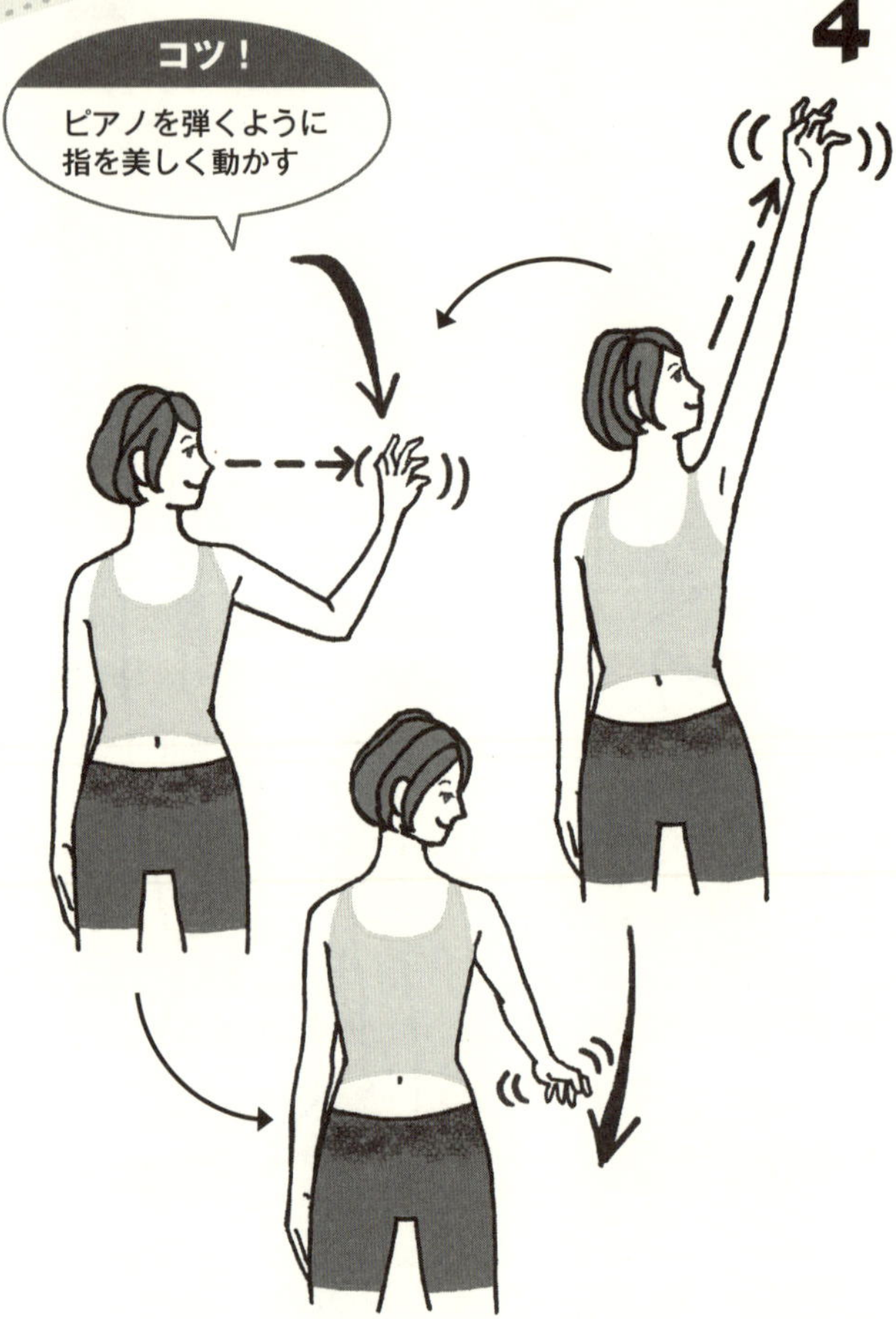
4
コツ！
ピアノを弾くように
指を美しく動かす

手のひらを壁向きにしたまま、首を伸ばし、腕を大きく後ろへ回していきます。このとき、顔も指先を見るようにして腕に合わせて動かしてください。さらに、腕を回しながら、親指以外の４本の指を、ピアノを弾くようにパラパラと動かします。指関節がほぐされ、手首→ひじ→肩→肩甲骨までしなやかに。

5

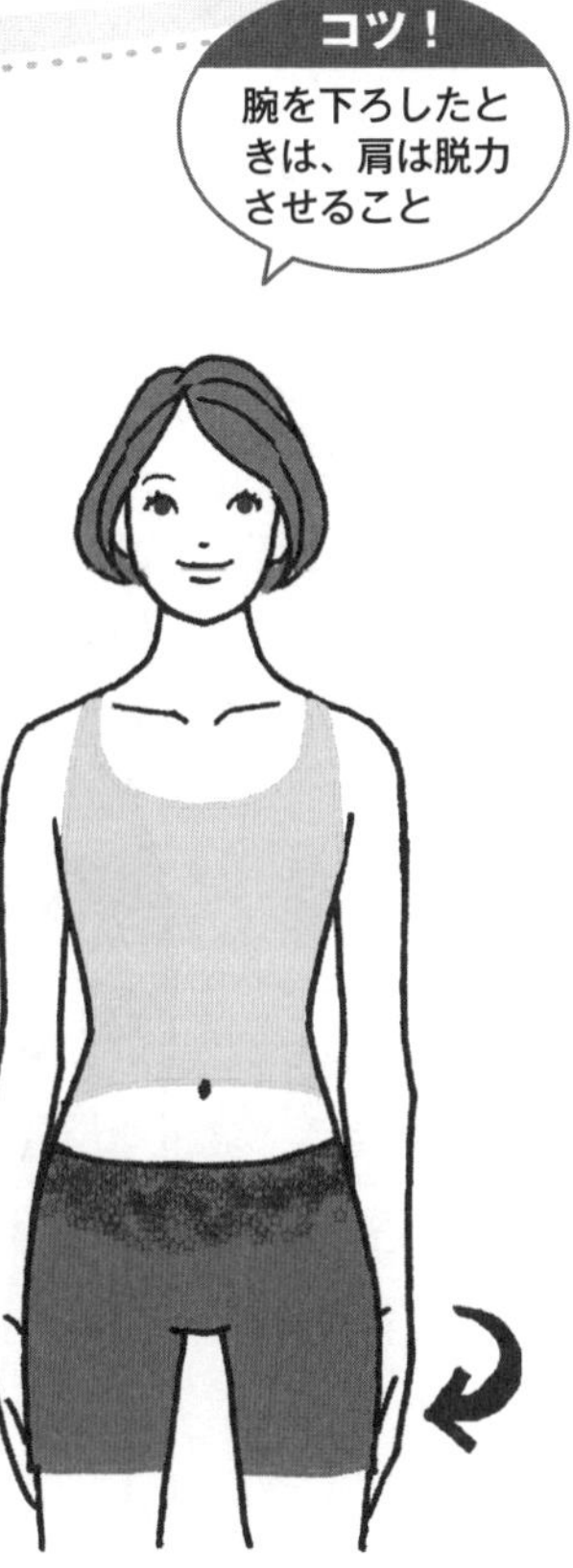

コツ！
腕を下ろしたときは、肩は脱力させること

下まで回したら、手をひっくり返して、手のひらを体のわきにしっかりとつけて、指先を伸ばします。以上を1セットとして5セットおこないます。

6

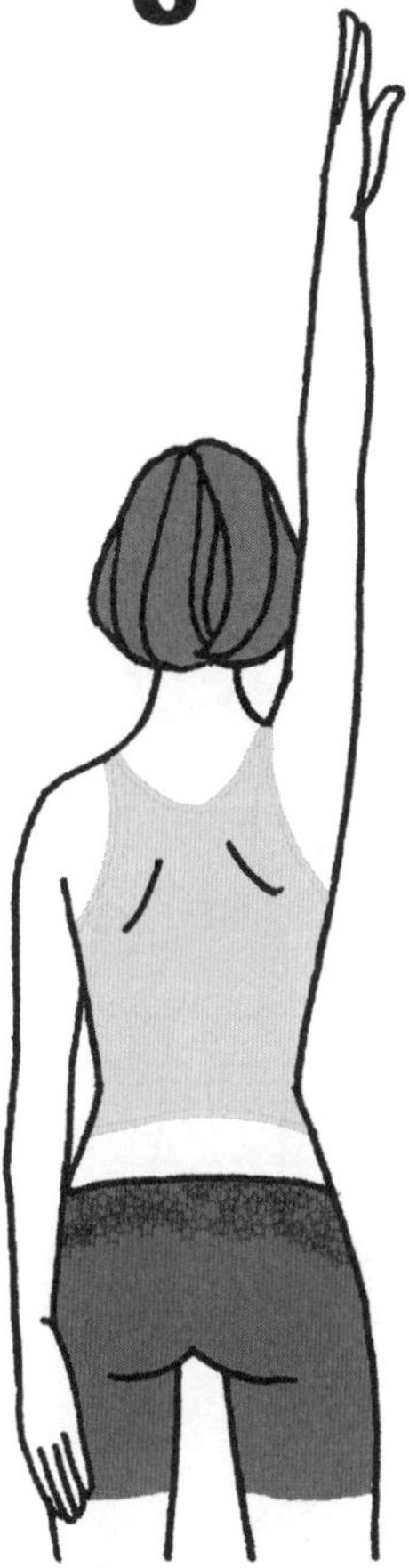

5セット終わったら、体の向きを変えて、反対側の腕についても同様におこないます。肩の高さが違う人では、高い肩側の腕を低い側の2倍おこなうとよいでしょう。

②肩・ひじ関節、肩甲骨まわりをほぐすエクササイズ

ひじ回し

GAIA 創立当時からの代表的なエクササイズ。肩関節まわりや肩、首の筋肉をほぐすことで肩甲骨を下げ、胸郭を引き上げて、華奢な背中をつくります。首を細くし、バストアップの効果も。

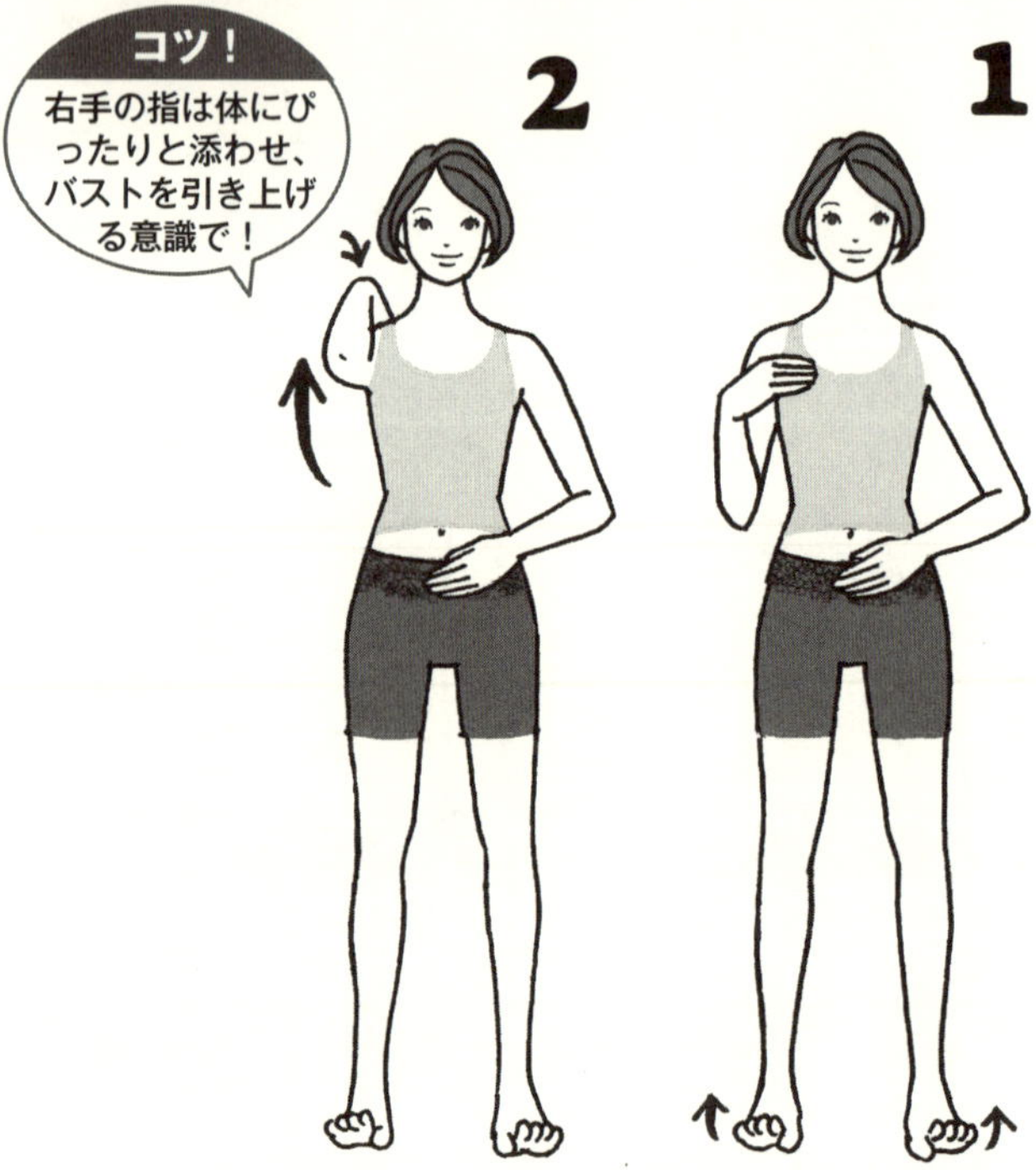
コツ！
右手の指は体にぴったりと添わせ、バストを引き上げる意識で！
2
1

1 鏡の正面に、足を肩幅よりも少し広く開き、親指以外の４本の指を上げて立ちます。右手を右バストの上の筋肉に置き、左手はお腹に添えて、お腹が出ないように意識します。

2 右手の指を体に添わせるようにして、そのまま上に上げ、バストの上、肩の筋肉のところまで持ってきます。そこから、指を肩の前側から後ろ側へすべらせるように動かし、ひじをまっすぐに上げます。

3

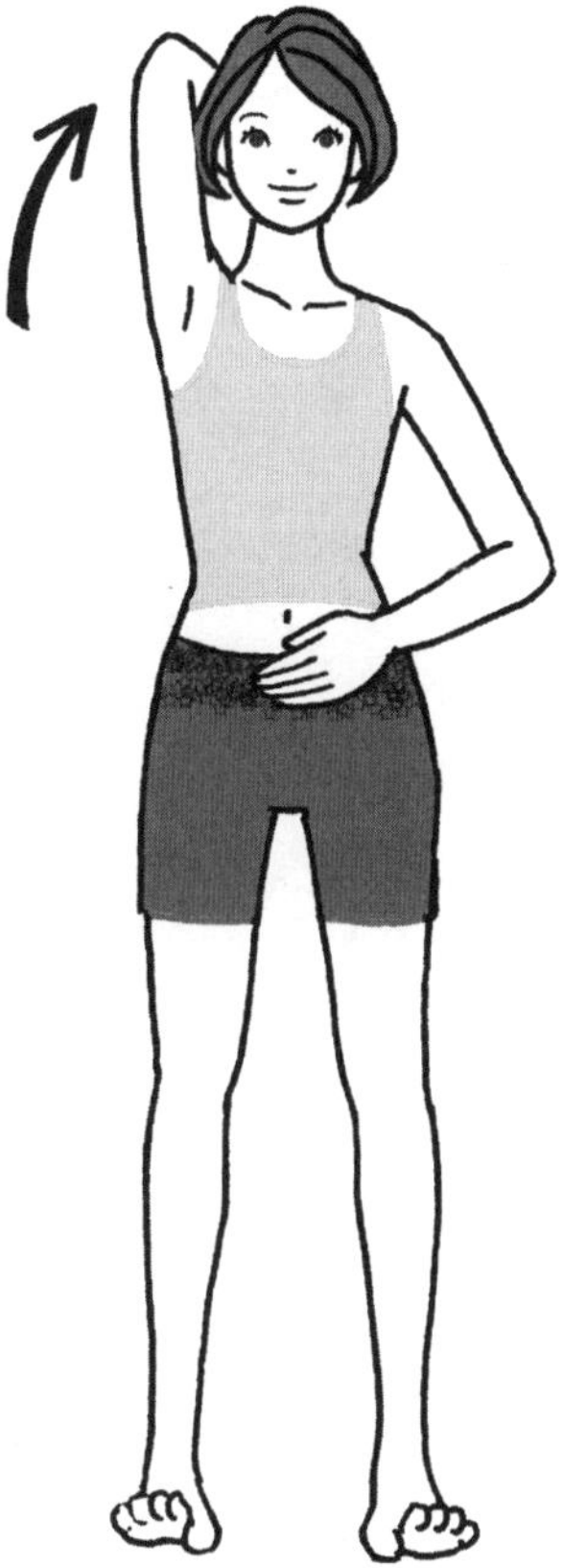

ひじをさらに上げていき、ひじ頭が天井を向くまでいったら止めます。

4

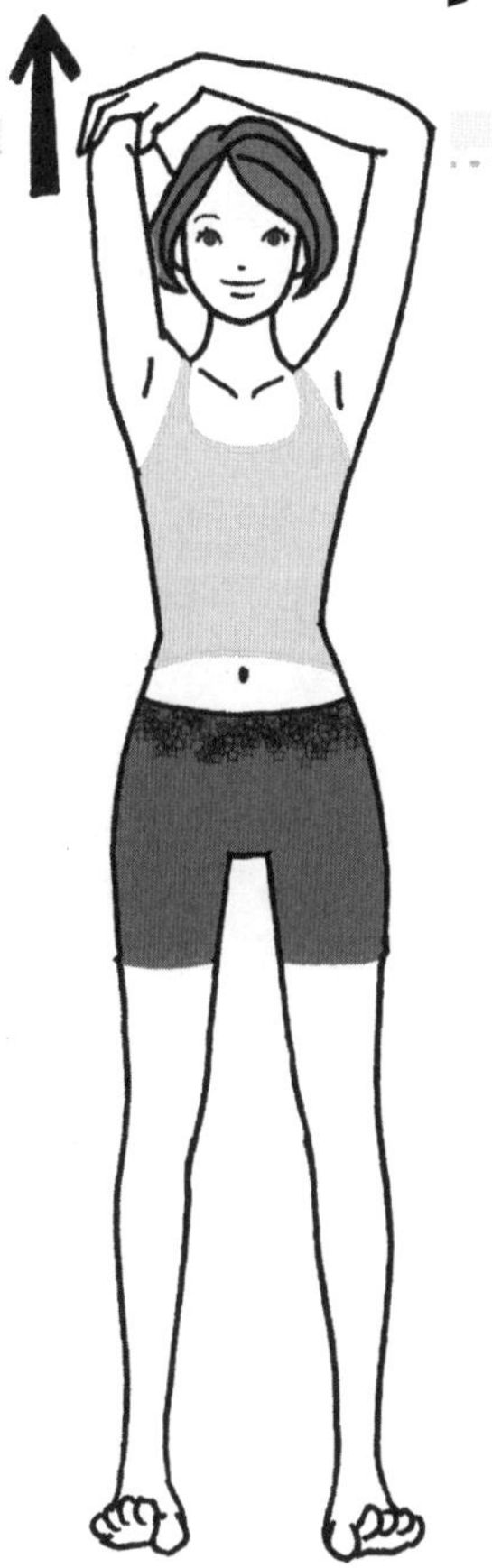

左手でひじ頭を掴み、そのまま、まっすぐ上へ引き上げます。頭から10センチ程度引き上げるのが理想。引き上げられるだけ引き上げたら、左手をお腹に戻します。

5

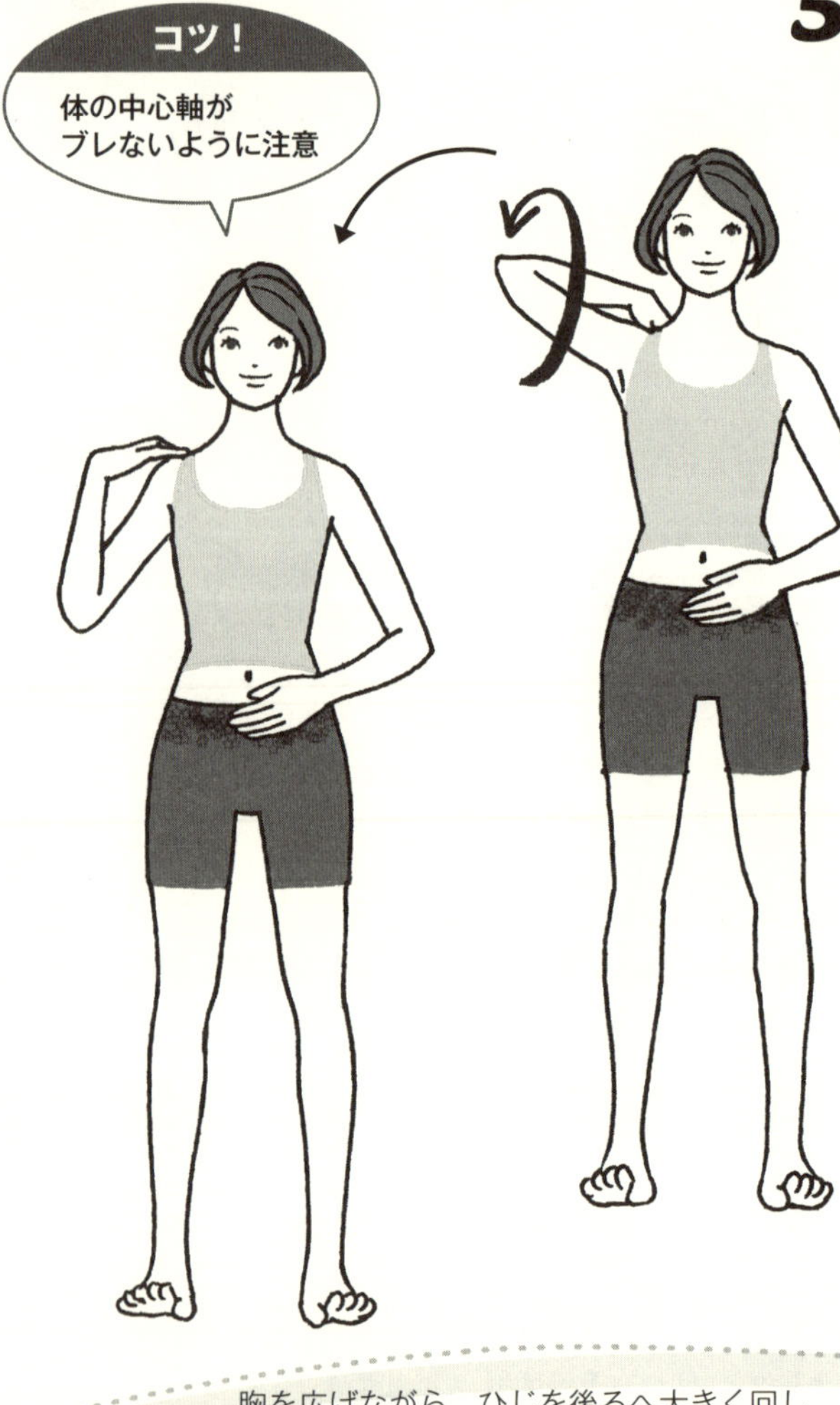

胸を広げながら、ひじを後ろへ大きく回します。肩甲骨が動き、胸郭が引き上げられるのを十分に感じましょう。

6

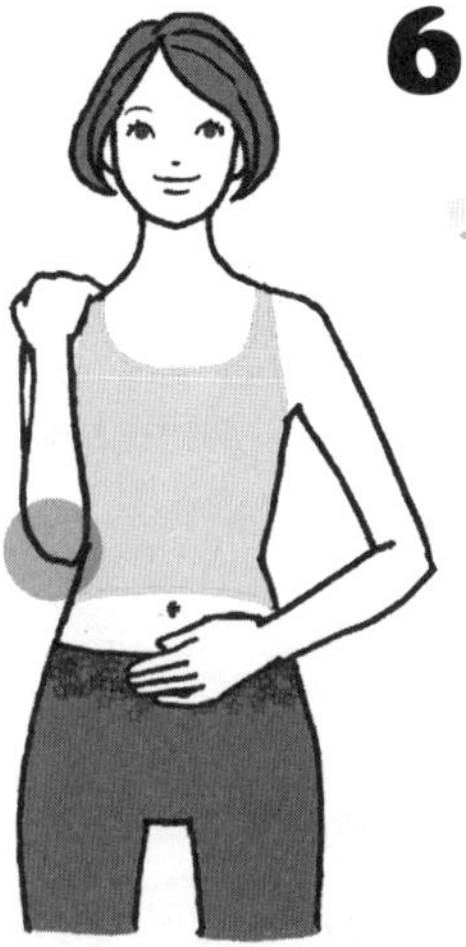

回し終えたら、ひじをウエスト位置に収めます。

7

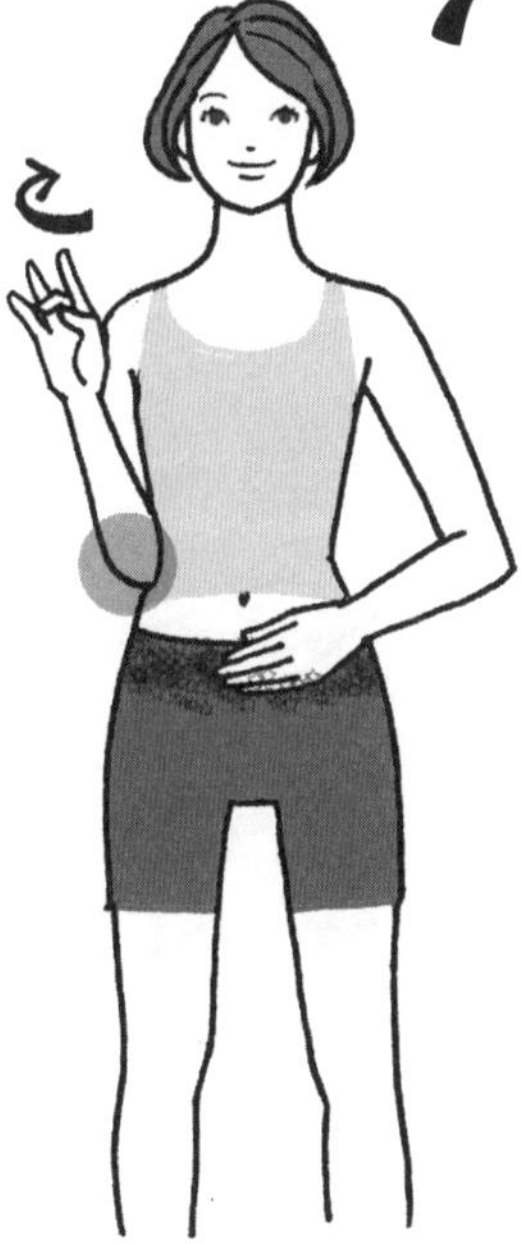

そのままの状態で、右手の親指の爪を中指の第一関節に立て（法輪キツネ手：詳しくは89ページ参照）、その手のまま、手の甲が自分に向くようにひっくり返します。

8

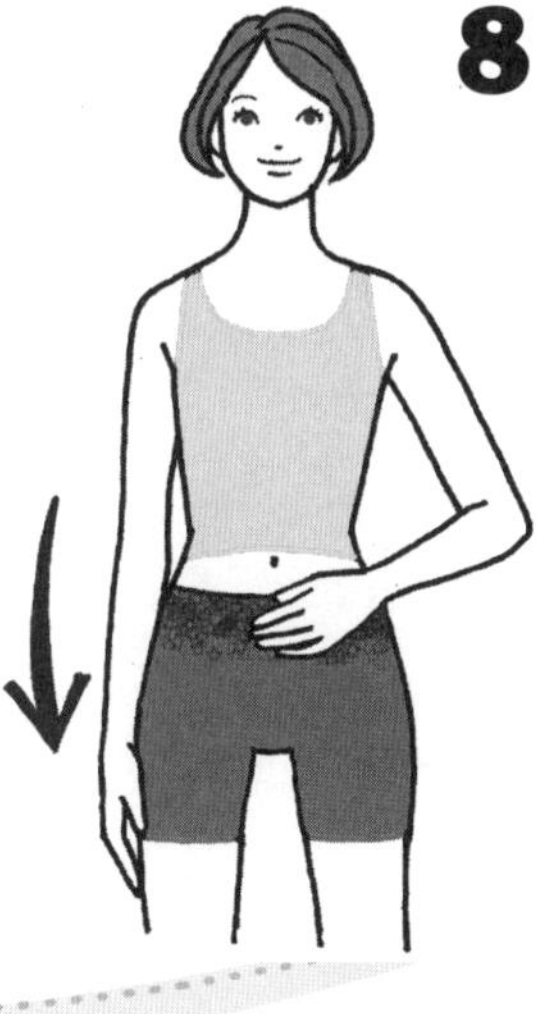

手の力をストンと抜いて、手を下ろします。以上を5回おこないましょう。左手についても、同様に5回おこないます。

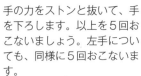

②肩・ひじ関節、肩甲骨まわりをほぐすエクササイズ

ひじ歩き

ひじで1歩ずつ「歩」を進めるのが、ひじ歩き。肩甲骨まわりの筋肉をほぐして、背中や肩、二の腕にたまったセルライトを流します。胸郭が上がり、美しい背中と長い首も手に入ります。

1

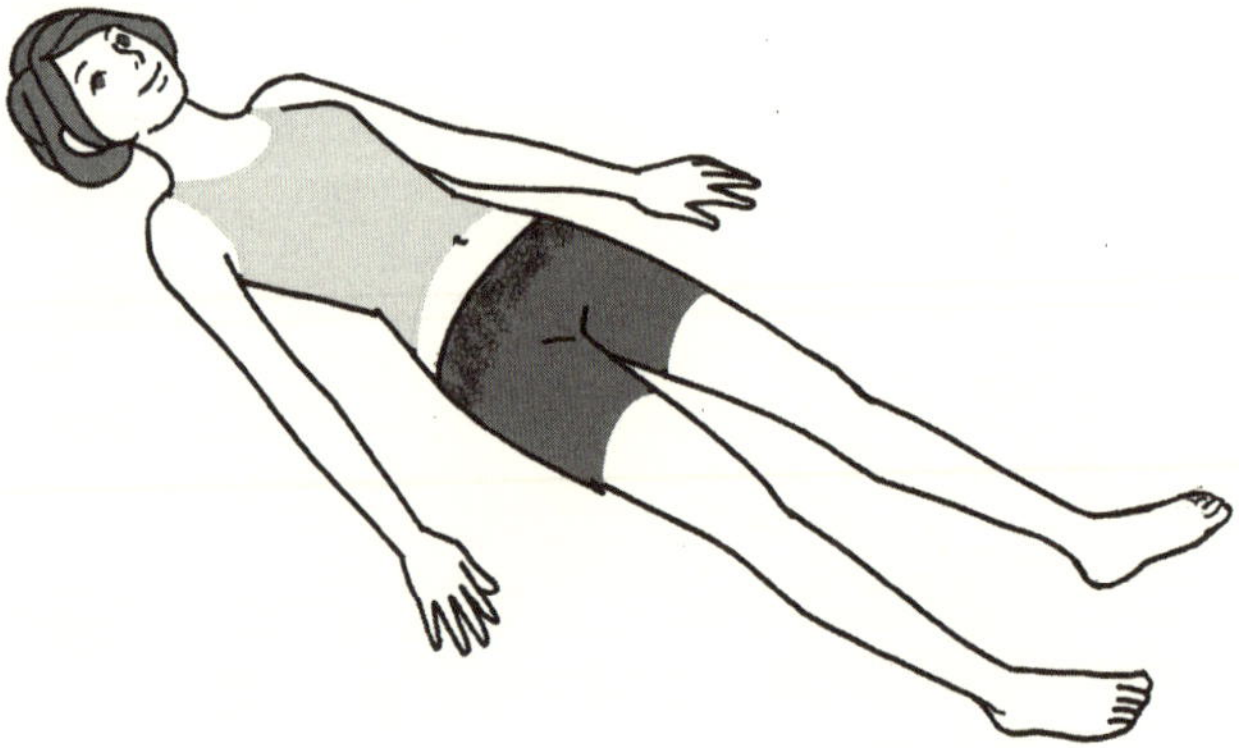

あお向けに寝て、両脚を股関節の幅に開きます。手の甲を上にして腕を伸ばし、肩の力を抜いて、上半身をリラックスさせましょう。

2

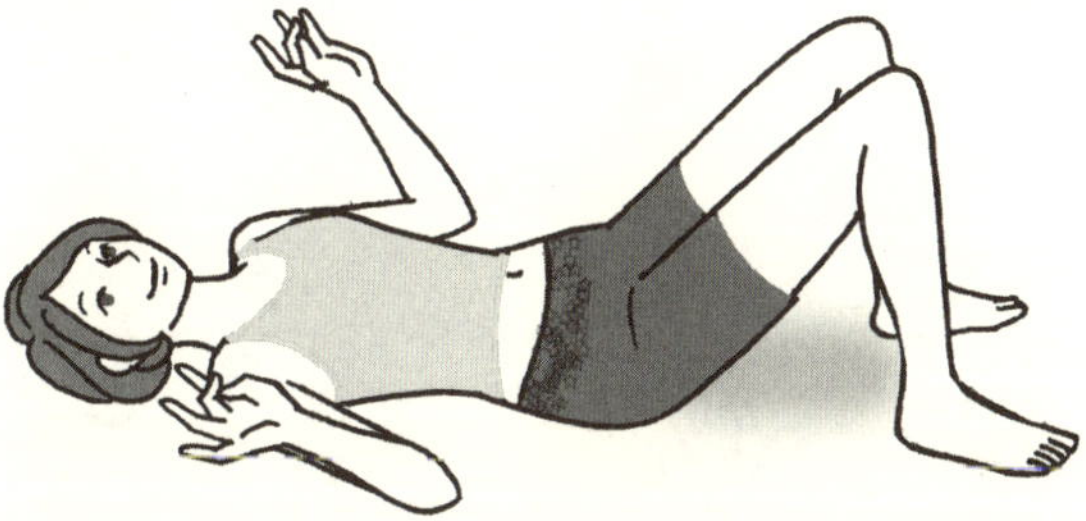

両ひざを立てます。両手の親指の爪を中指の第一関節に動かし、法輪キツネの手（詳しくは 89 ページ参照）をつくり、両ひじを曲げます。これで、「ひじで歩く」準備の完了です。

3

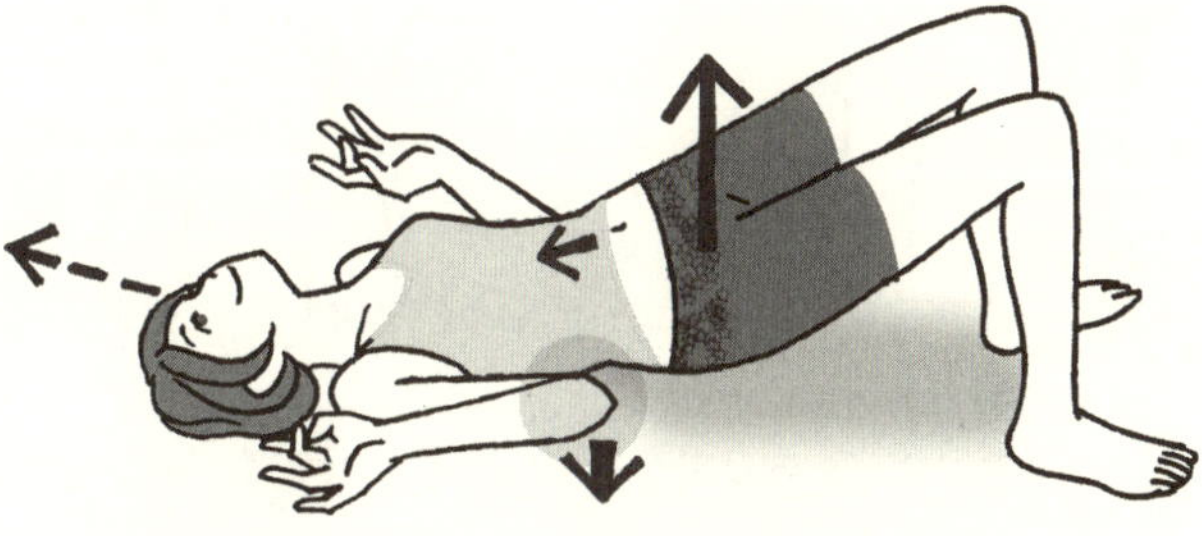

両ひじをウエストにつけます。ひじで床をグッと押して、足底に力を入れてお尻を引き上げ、尾骨を上に上げます。あごの力を抜いて、後ろを見ながら首を伸ばします。このとき、同時にヘソを引き、ヘソを上げてください。胸が開くのが実感できるはずです。

4

コツ！

ひじと肩甲骨の下部で
歩くつもりで

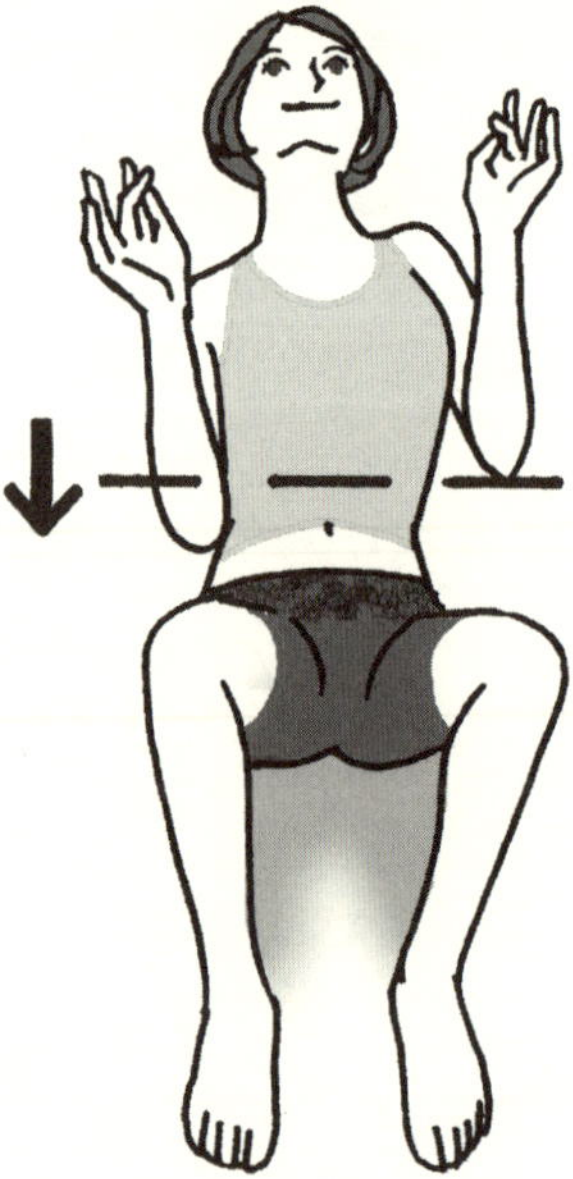

お尻をストンと落として、天井に向かって息をフーッと吐いてから、右ひじを腰のほうへ１歩進めます。これが、ひじ歩き１歩目。ひじで歩くときも、肩とあごの力は抜き、足は床をしっかりと押します。

5

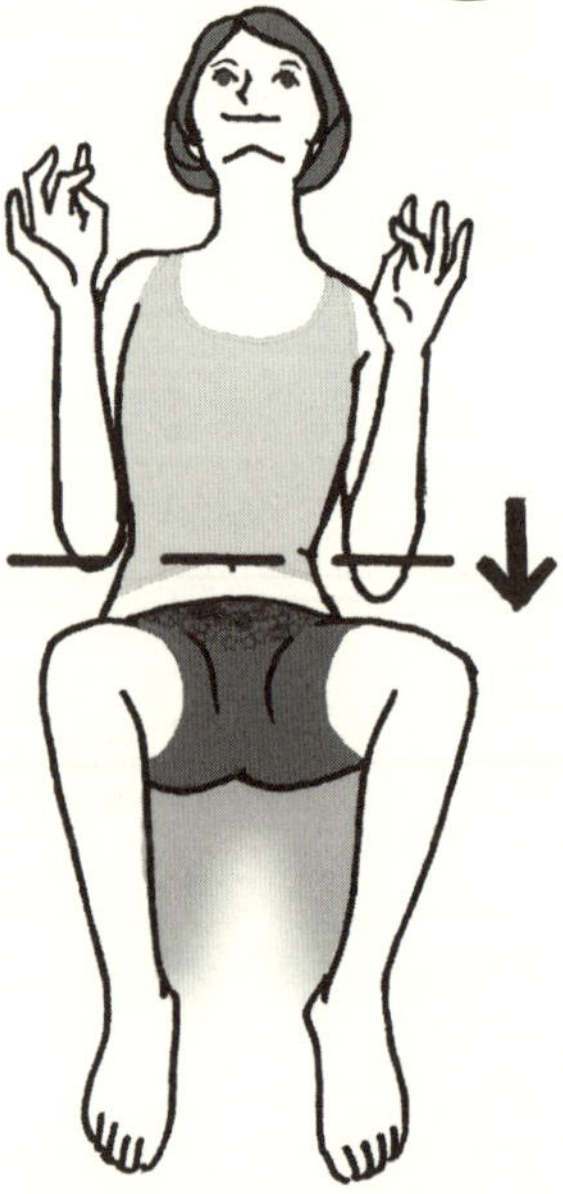

次に右ひじはそのままで、足の位置も変えずに、左ひじを腰のほうへ１歩進めます。これで２歩目です。やはり、肩やあごなどの上半身の力は抜いて、足底はしっかりと踏みしめていましょう。

6

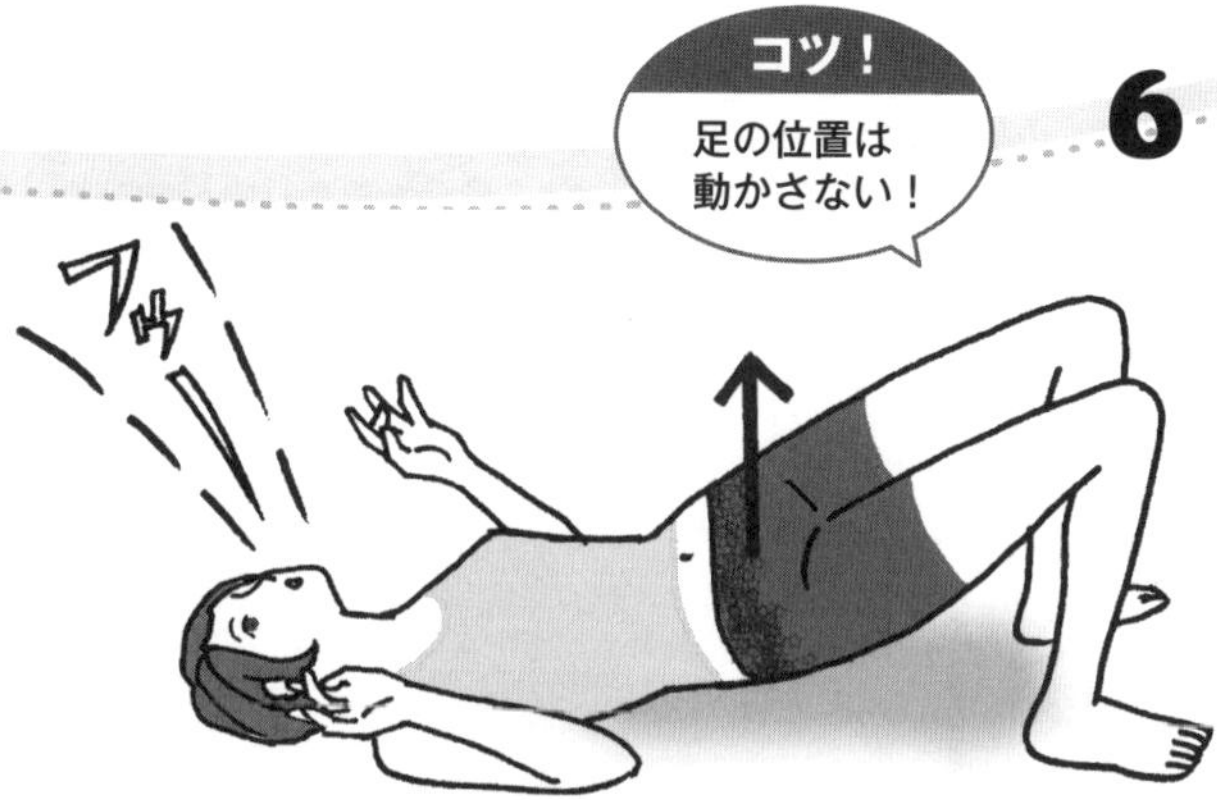

5 の体勢で、ふたたび尾骨を上へ上げるよう意識しながら腰を上げて、天井に向かってフーッと息を吐いてから、腰を下ろします。

7

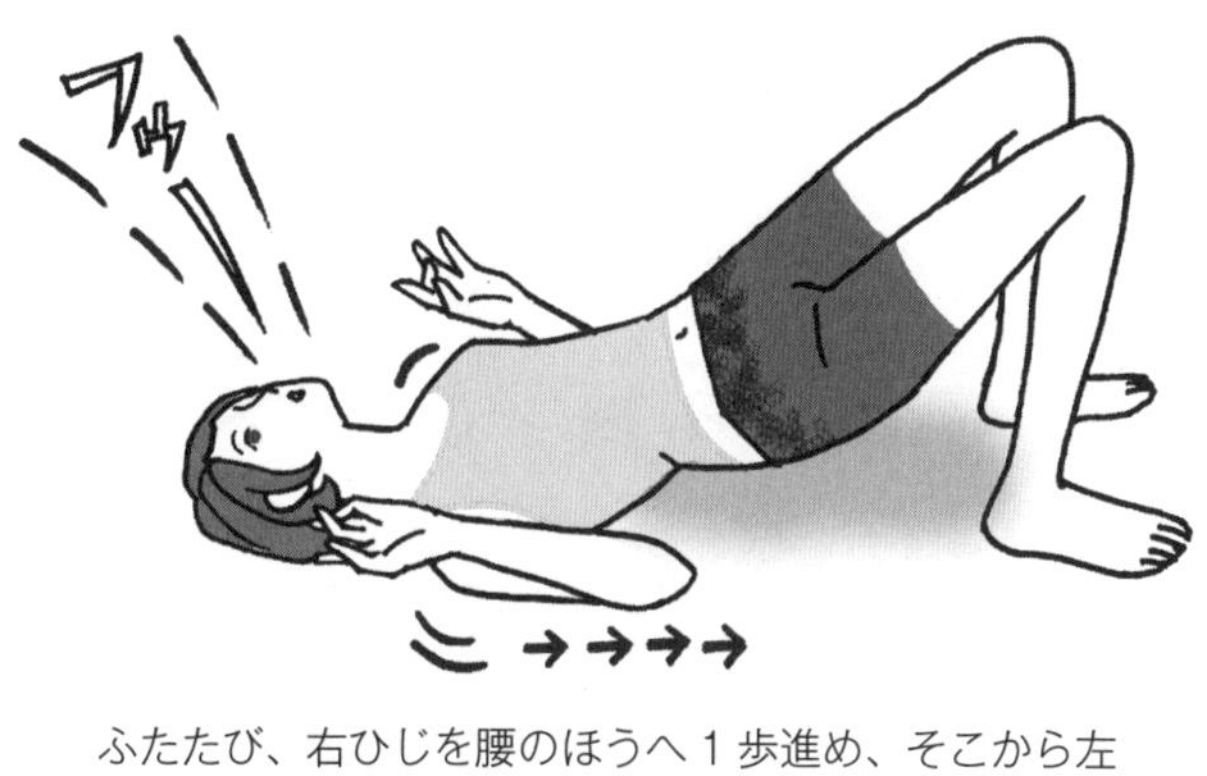

ふたたび、右ひじを腰のほうへ１歩進め、そこから左ひじをさらに腰のほうへ１歩進めます。これで合計４歩歩いたことに。最後に尾骨を上げて、天井に向かってフーッと息を吐いて終了です。これを２セットくり返しましょう。

寝ながら腕回し

指、手首、ひじの関節を伸ばしつつ、肩甲骨まわりの筋肉をほぐし、背中や肩、二の腕のセルライトを流します。肩甲骨を下げる効果が大きいので、美しい背中づくりにも威力大。

1

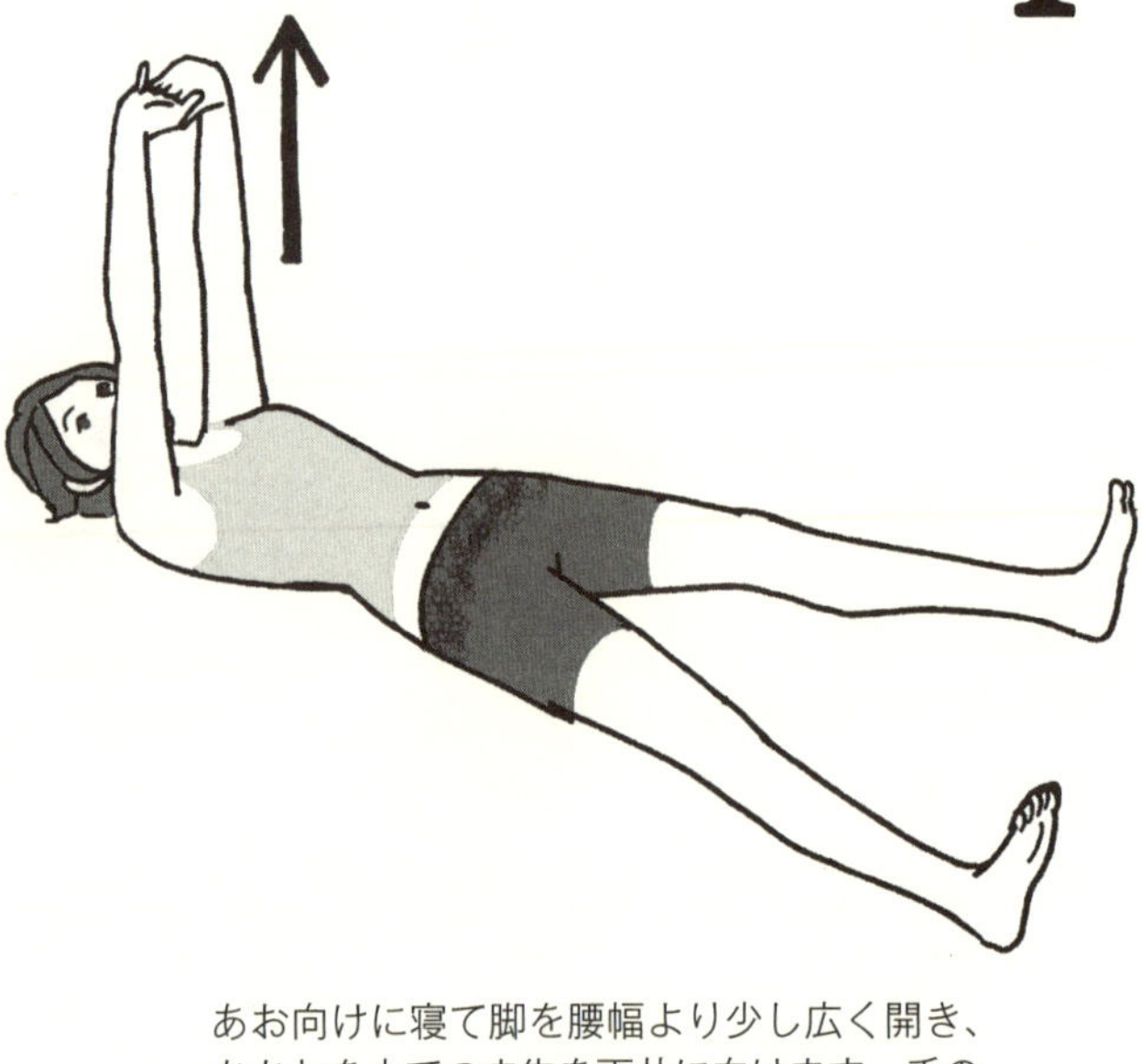

あお向けに寝て脚を腰幅より少し広く開き、かかとを立てつま先を天井に向けます。手のひらが顔のほうにくるように両手を組んでからひっくり返し、腕が天井と90度になるまでまっすぐ伸ばします。

2

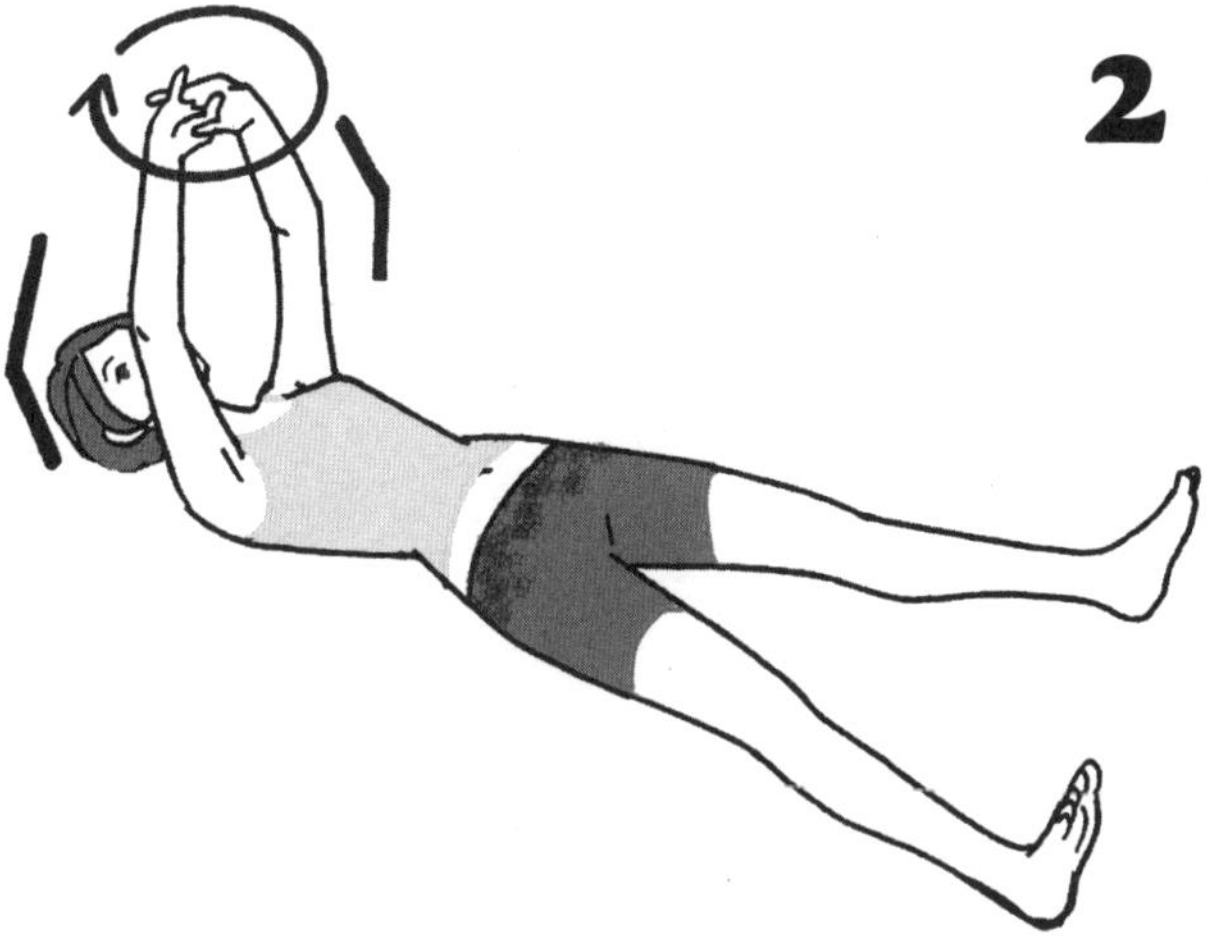

1 の体勢からひじを少し曲げ、手で小さく円を描きます。時計まわりに5回、反時計まわりに5回。

3

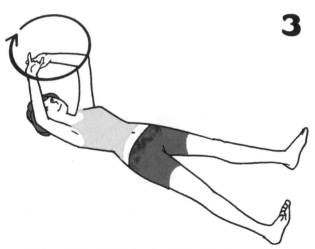

次に、最初の円よりもひと回り大きな円を描きます。これも、時計まわりに5回、反時計まわりに5回。

4

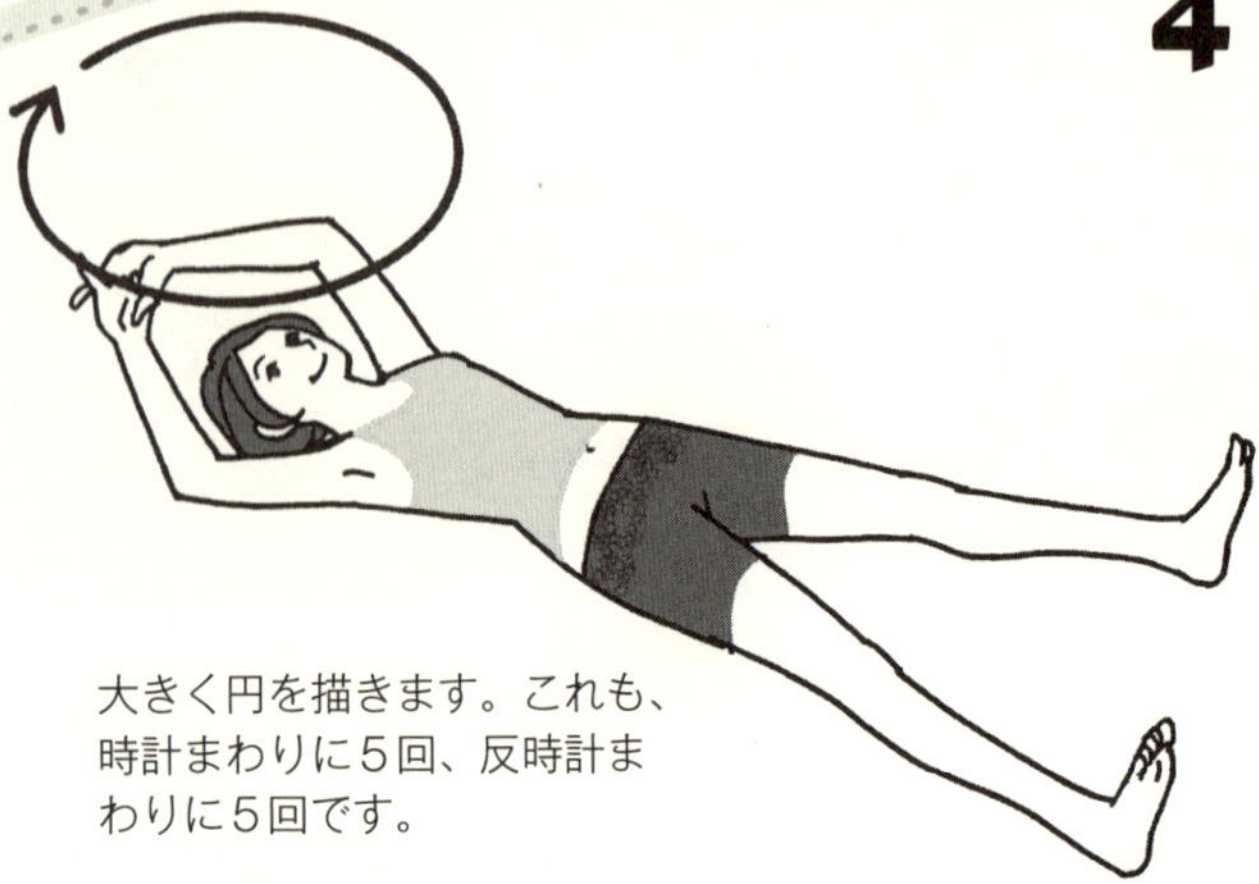

大きく円を描きます。これも、
時計まわりに5回、反時計ま
わりに5回です。

5

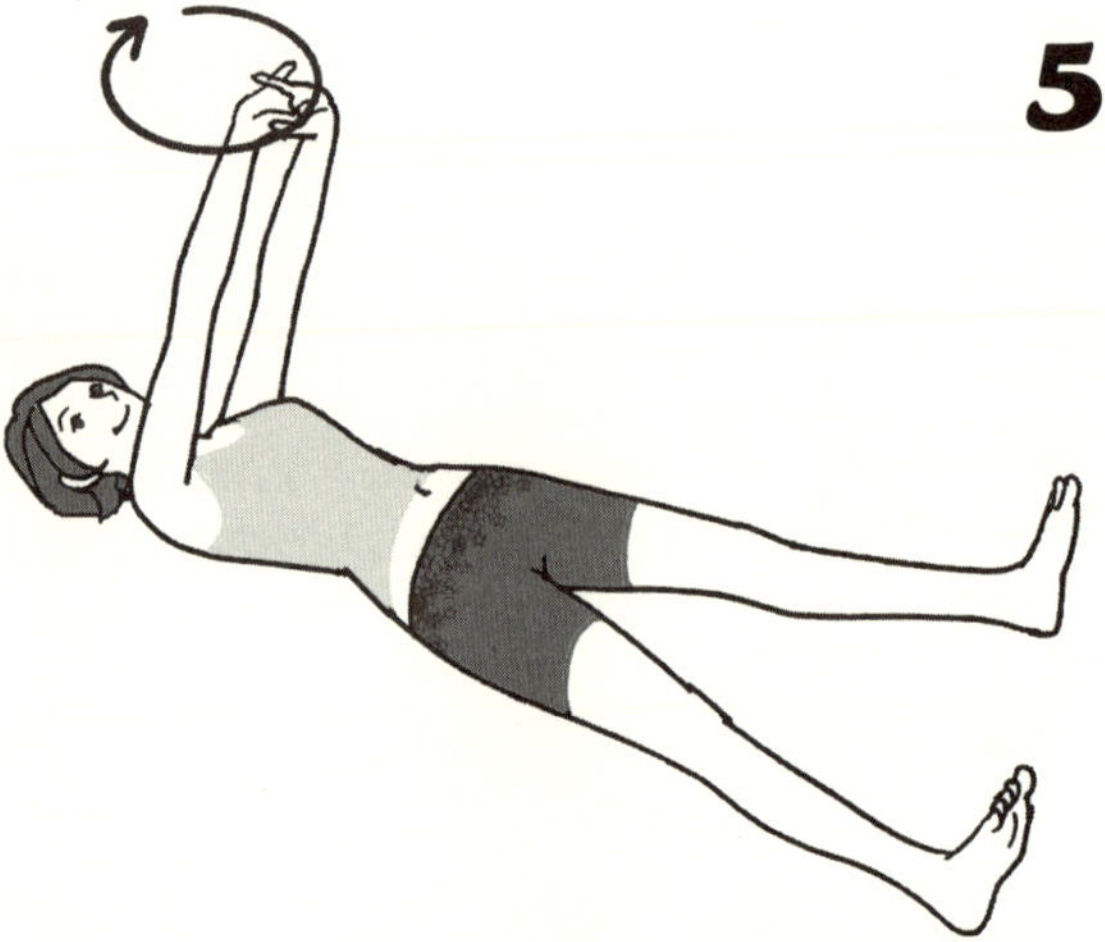

次に、腕を天井に向けてぐっと伸ばし上げたまま、手
で小さく円を描きます。時計まわりに5回、反時計ま
わりに5回。次に、最初の円よりもひと回り大きな円
を描きます。これも、時計まわりに5回、反時計まわ
りに5回。最後に、大きく円を描きます。これも、時
計まわりに5回、反時計まわりに5回です。

6

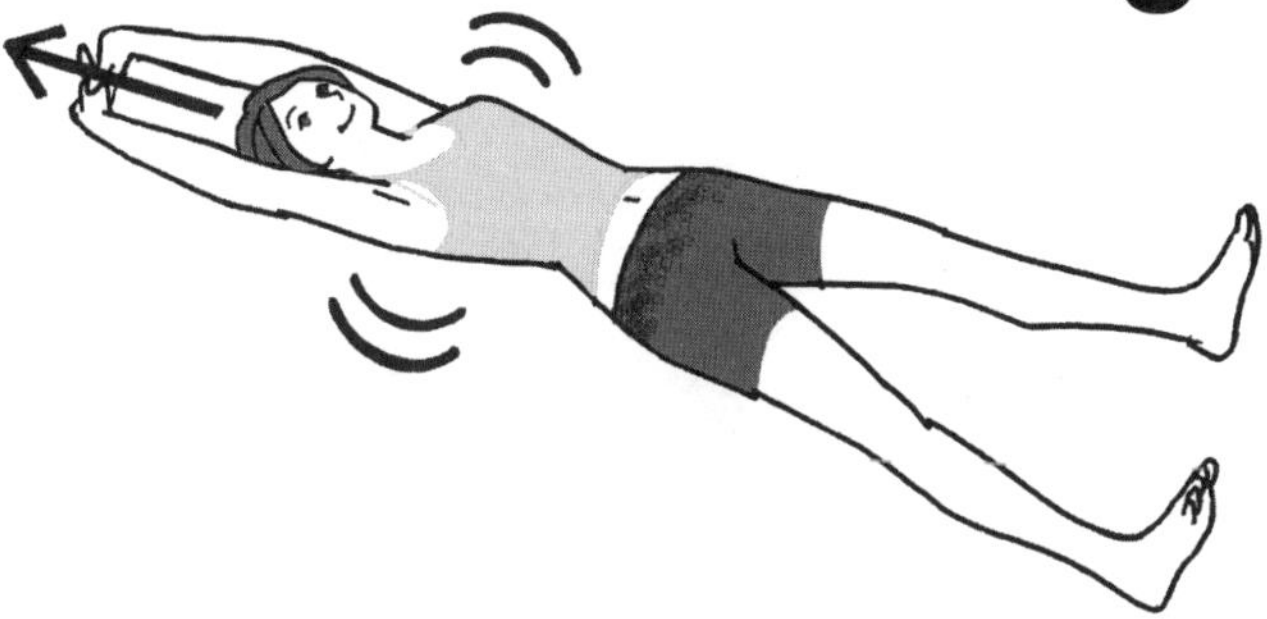

回し終えたら、両手を組んだまま、腕を頭の上へグーッと伸ばします。肩甲骨がほぐれることを感じながら心地よく。

7

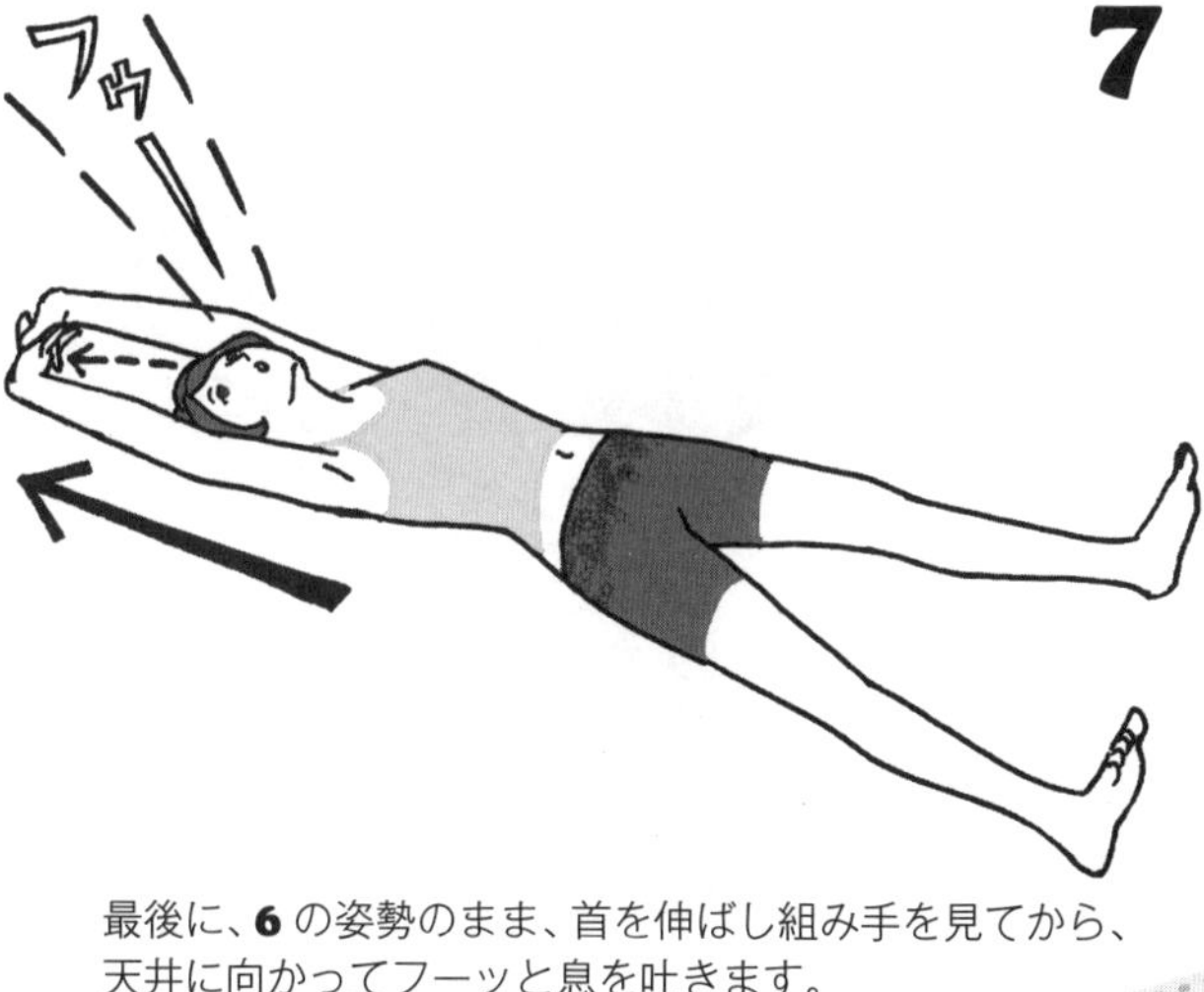

最後に、**6** の姿勢のまま、首を伸ばし組み手を見てから、天井に向かってフーッと息を吐きます。

③上半身を支える「下半身」を整えるエクササイズ

コロンコロン

左右にゆれながら股関節をほぐすことで、左右の股関節の高さが整えられ、下半身のゆがみを解消。下半身が整い安定すると、上半身の歪みも正され、胸郭の位置が上がります。

1

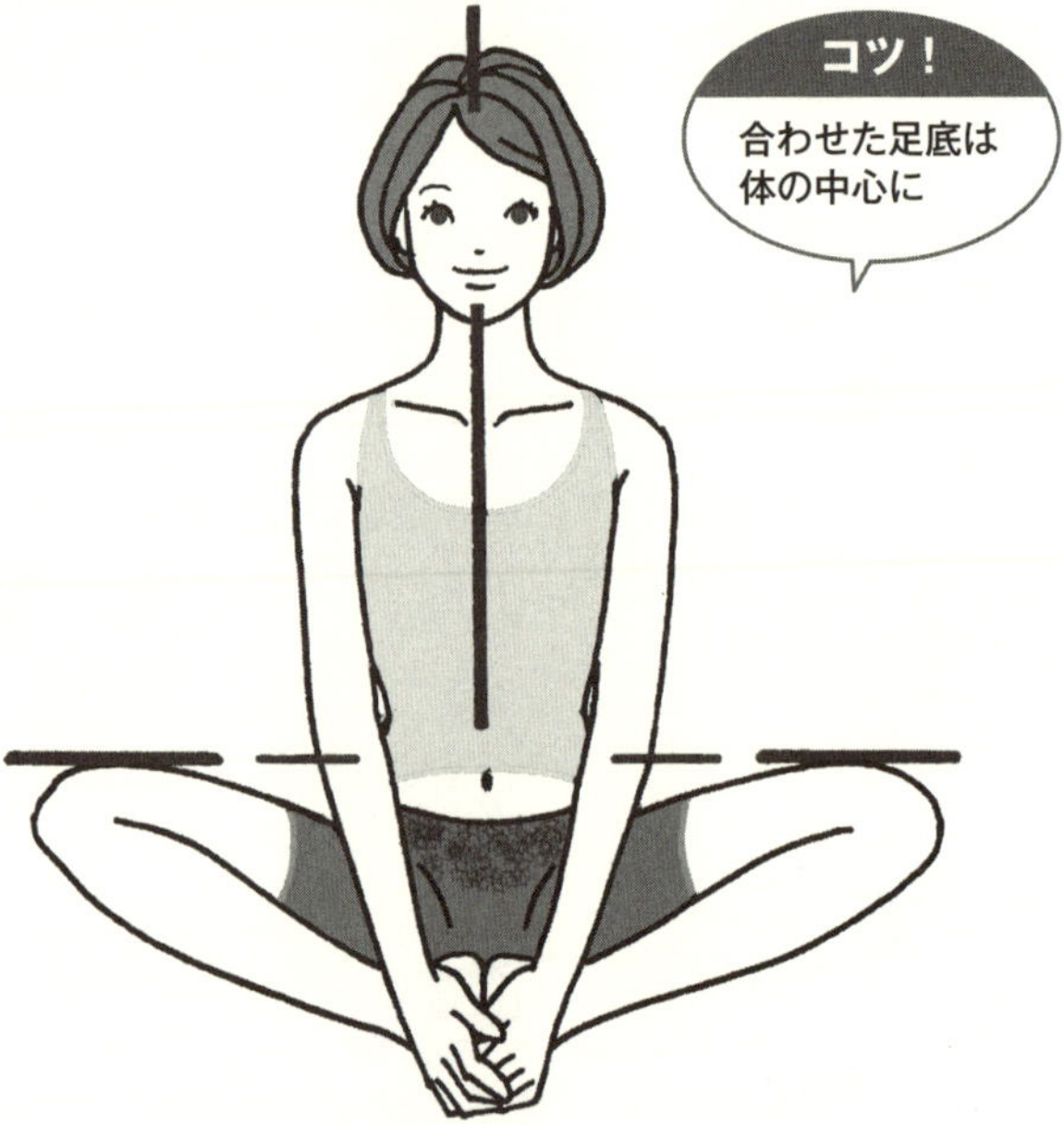

両足の裏を体の中央できちんと合わせて座り、両手で足を体に引き寄せます。左右のひざの高さが違う場合は、股関節が歪んでいます。ひざの高さがそろうように、体の中心をまっすぐにしてください。

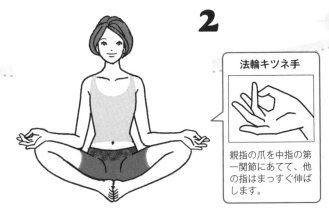

2

法輪キツネ手

親指の爪を中指の第一関節にあてて、他の指はまっすぐ伸ばします。

足から手を離し、両手首をひざの上に置きます。手のひらを上に向けて、法輪キツネ手をつくります。肩先から力が抜けるのを感じるでしょう。

3

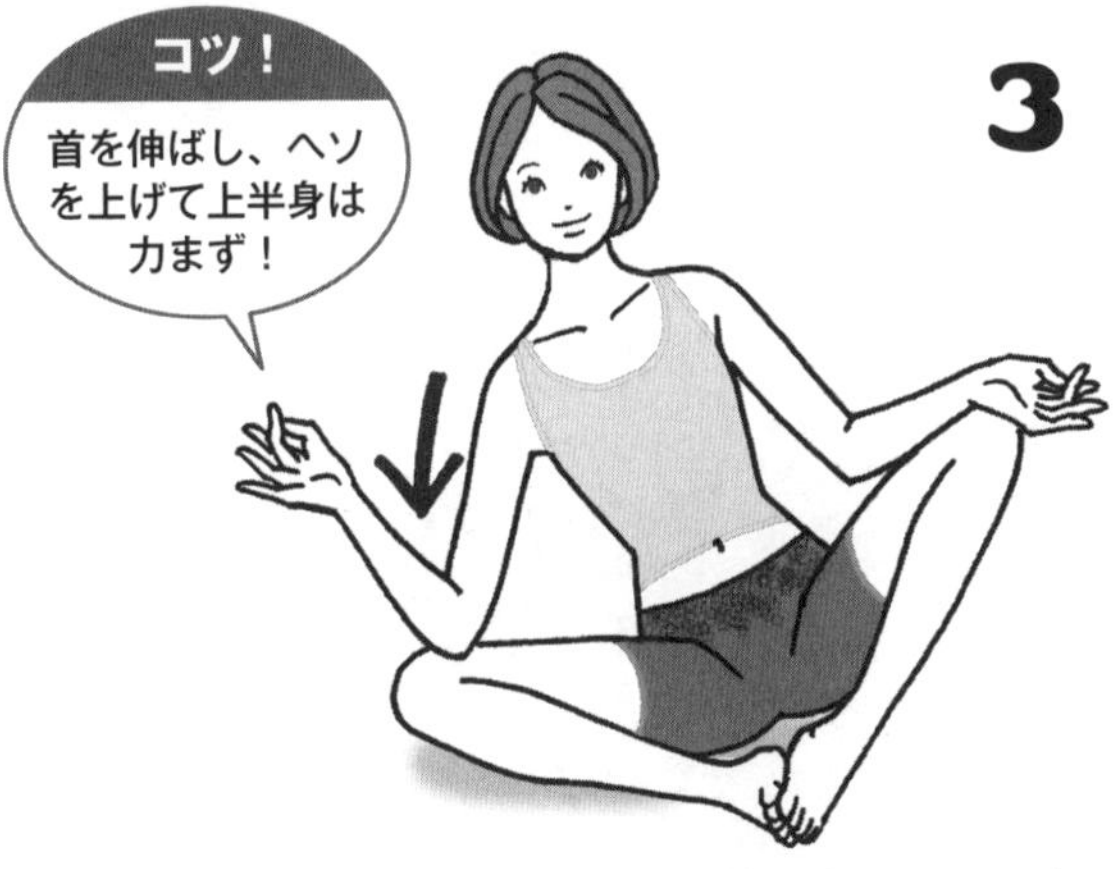

コツ！
首を伸ばし、ヘソを上げて上半身は力まず！

右のひじを曲げて、ひざの少し内側に乗せ、そのひじで脚を押して、右斜め45度くらいに体を倒します。右脚のふくらはぎが床についたら、脱力して**2**の姿勢に戻り、同様に左側にも体を倒します。これで1セット終了。これを5セット。もし、**1**で、左右のひざの高さが違った人は、高いほうだけさらに高さがそろうまで倒します。

③上半身を支える「下半身」を整えるエクササイズ

お尻上げ・お尻歩き

お尻だけで、後ろへ歩きます。股関節と骨盤の歪みが正されて、脚の裏側の抗重力筋が縦に伸びます。このため、お尻が上がり、お腹が引っ込み、くびれが生まれます。

1

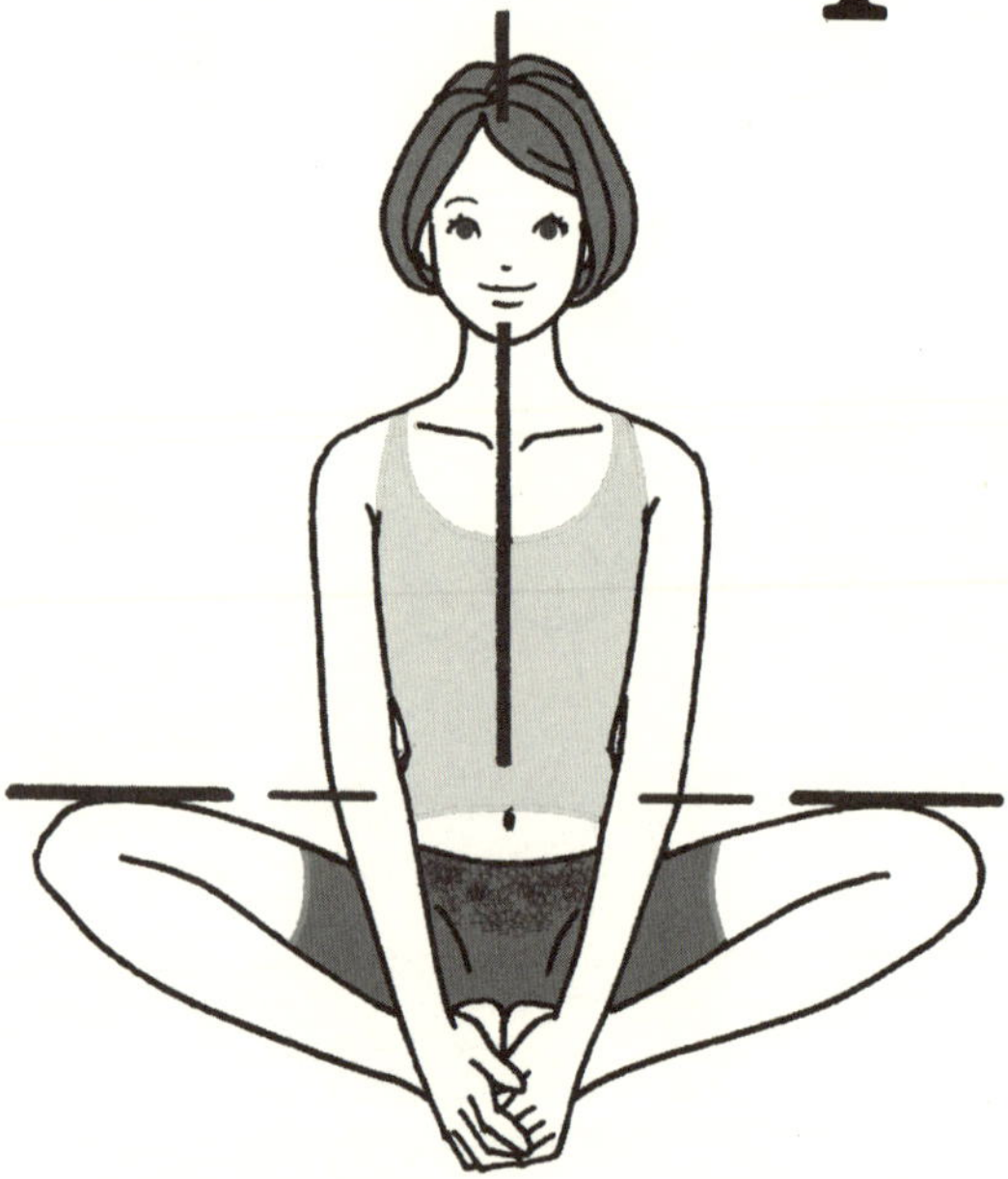

左右の足の裏を体の中央できちんと合わせて座り、両手で足を体に引き寄せます。左右のひざの高さが違う場合は、股関節が歪んでいます。高さがそろうように正しく、中心をまっすぐに立ててください。

熊手の手

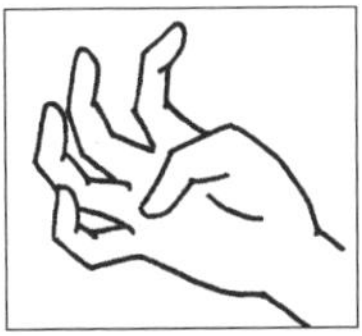

親指の指先を軽く曲げ、残りの４本指を熊手のように曲げます。

2

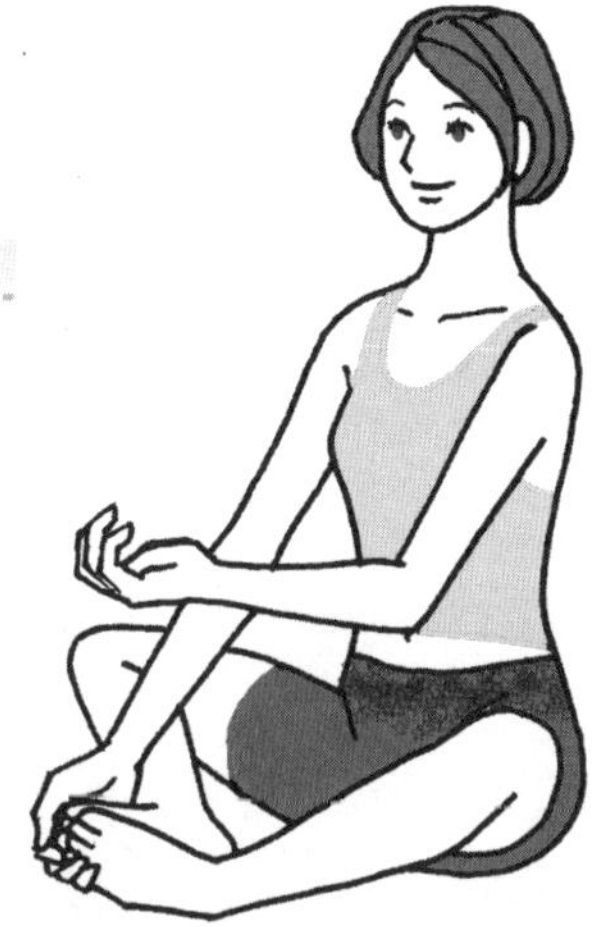

1 の体勢から左手だけ放し、その手で「熊手の手」をつくります。

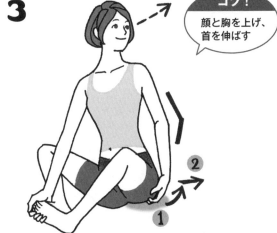

3

コツ！

顔と胸を上げ、首を伸ばす

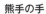

右手で両足を握り、左手の「熊手」で左のお尻の肉をしっかりと掴みます。両足と右手はその場に残したまま、左のお尻を引き上げてひじを曲げながら、お尻を熊手で後ろへ運ぶようにして引きます。このとき、背筋をできるだけ反らせて、顔は左斜め上を見ましょう。これが１歩目。

4

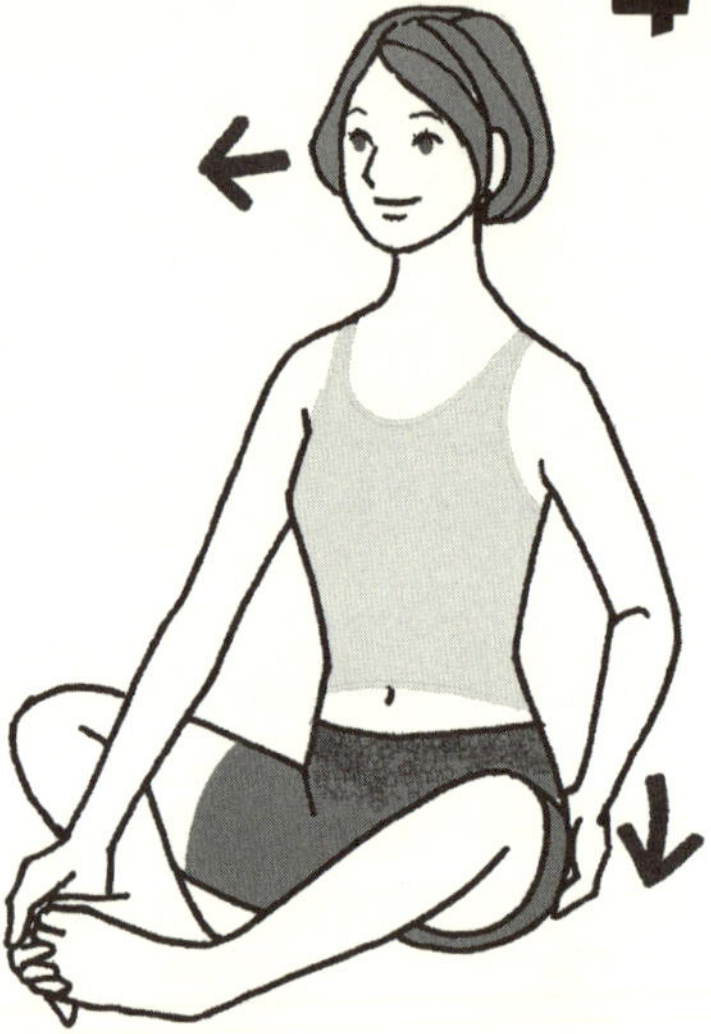

左のお尻を床に下ろして、正面を向きます。お尻が床にきちんと着いたら、左手をお尻から放しましょう。

5

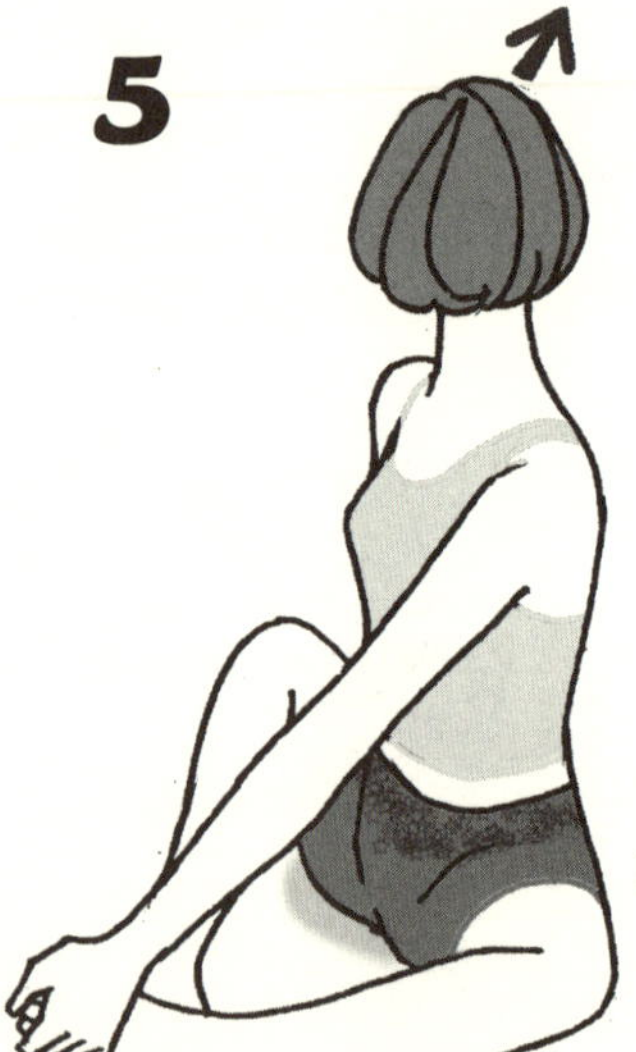

左右の手を入れ替え、左手で両足を握り、右手を熊手にします。**3**と同じように、熊手で右のお尻の肉をしっかりと掴んで、お尻を引き上げて、後ろへ１歩歩きます。これが２歩目。背筋を伸ばして、顔は右斜め上に向けましょう。

6

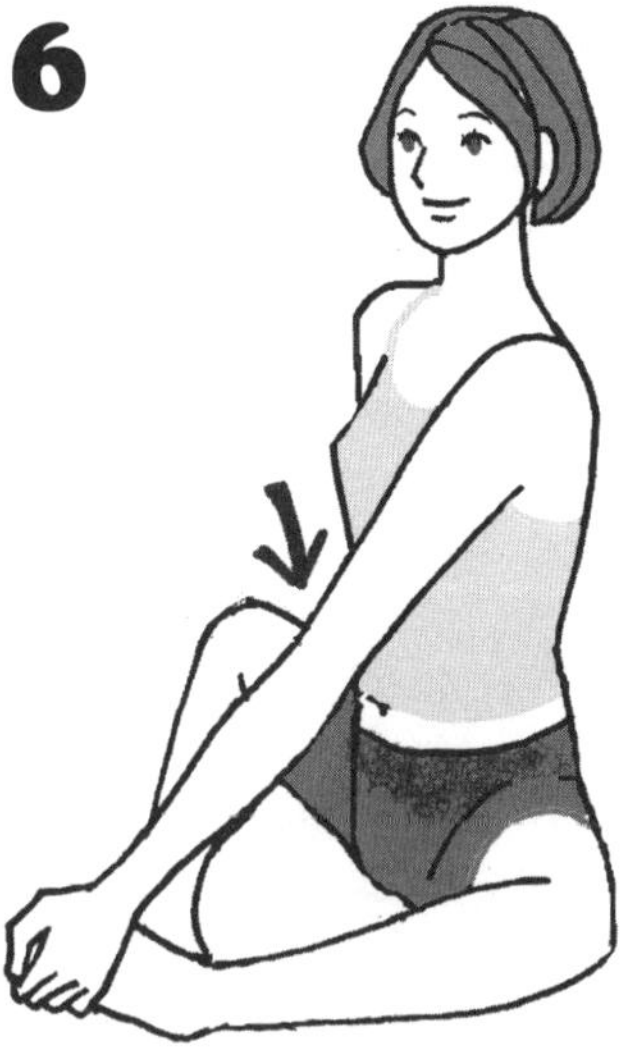

右のお尻を下ろして床につけ、右手をお尻から放して、正面を見ます。左と右のお尻で１歩ずつ歩いたら、１セット終了。４セットおこないましょう。

7

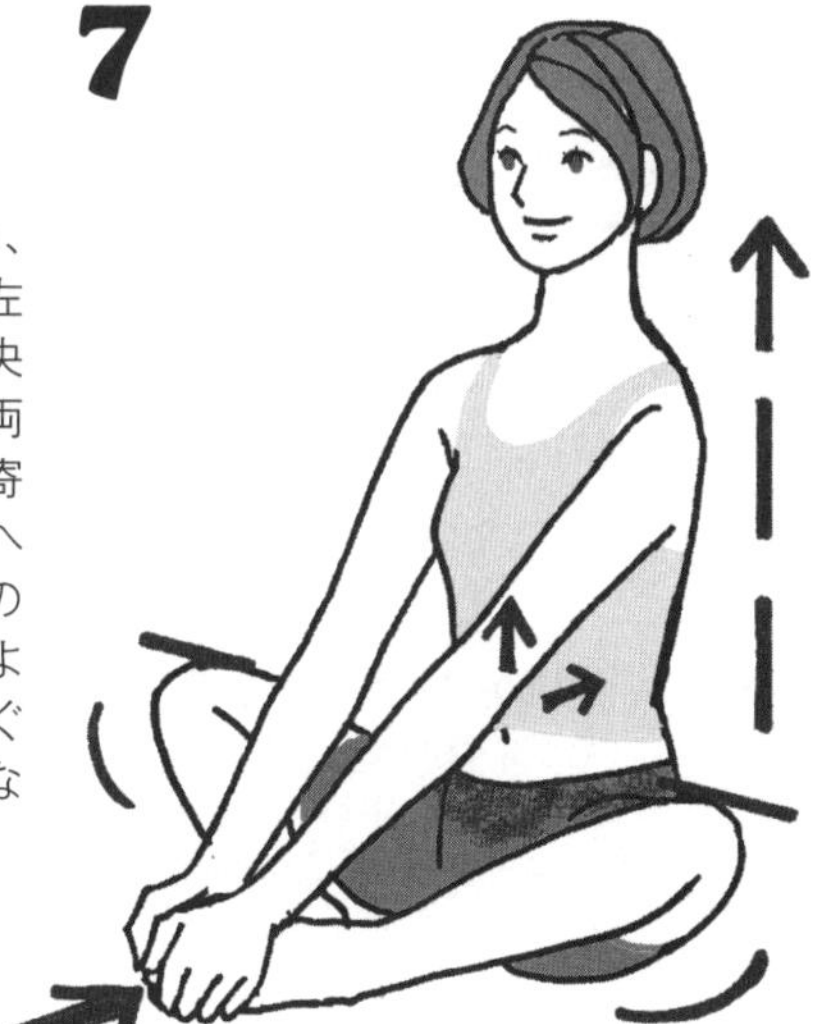

４セット終わったら、**1**の体勢に戻って、左右の足の裏を体の中央できちんと合わせ、両手で足を体側に引き寄せます。ヘソ引き・ヘソ上げをして、左右のひざの高さがそろうように、上体をまっすぐに立てることを忘れないでください。

③上半身を支える「下半身」を整えるエクササイズ

開脚ひざ裏たたき

ひざ裏で床をトントンたたき、ゆるんだ太ももやひざ裏などの筋肉を鍛えて、まっすぐな縦筋に変身させます。同時に股関節もゆるめ、歪みを正して、脚をまっすぐに整えます。

1

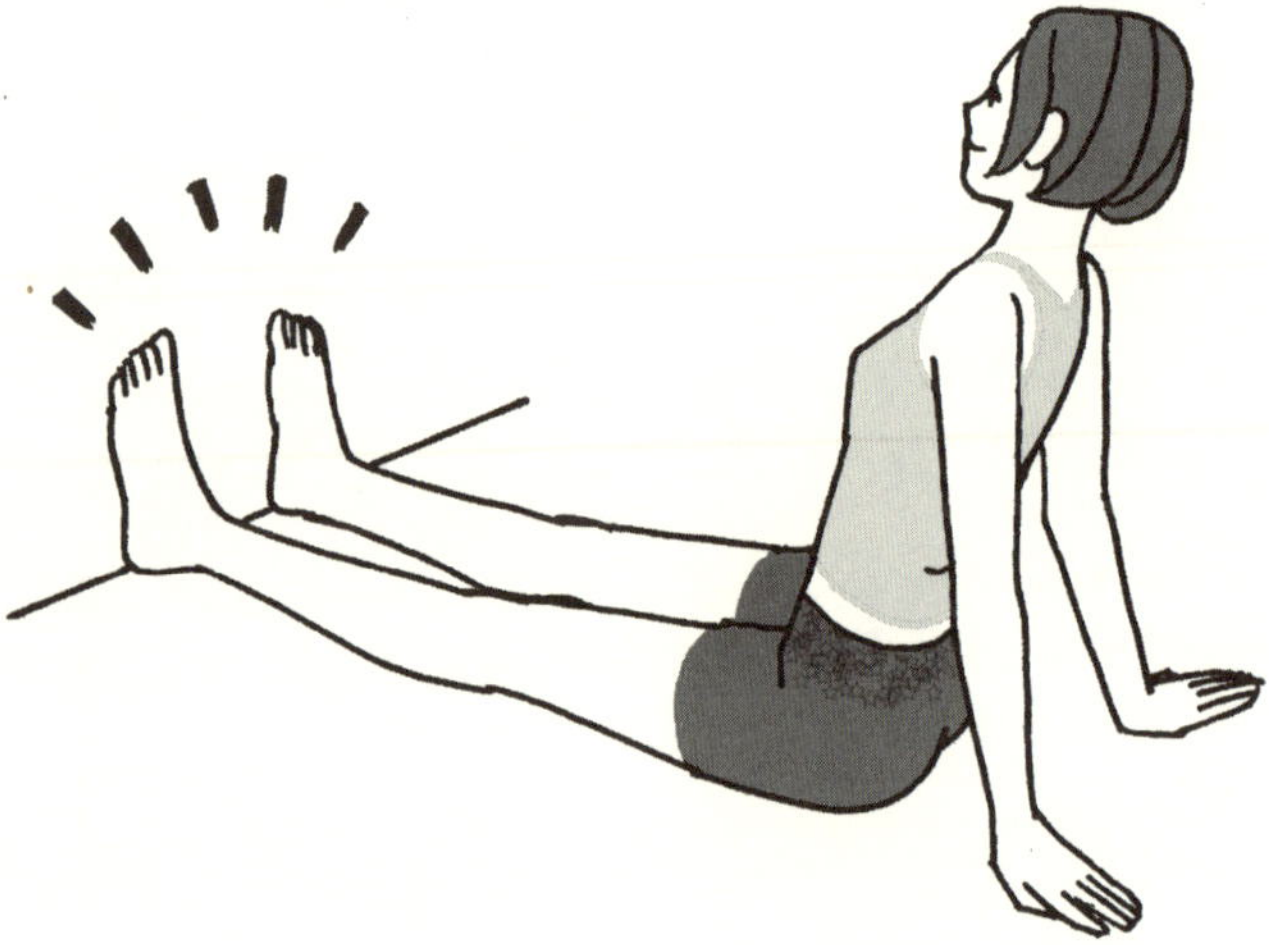

壁に向かって両脚を伸ばして座り、両足の裏を壁にぴったりとつけます。脚は腰幅程度に開くこと。手は体の斜め後ろにつき、親指以外の４本の指で体を支えます。首はまっすぐに伸ばしましょう。

2

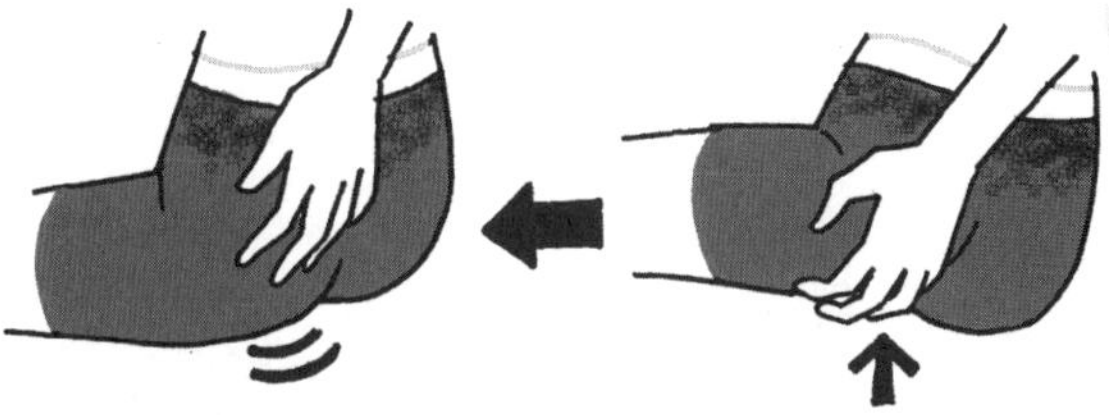

1 の体勢のまま「熊手の手（91 ページ参照）」で左のお尻を掴んで引いて、しっかり持ち上げ、ていねいにお尻を落とします。右のお尻も同様におこない、腕を **1** の位置に戻します。こうすることで、坐骨の位置が整います。

3

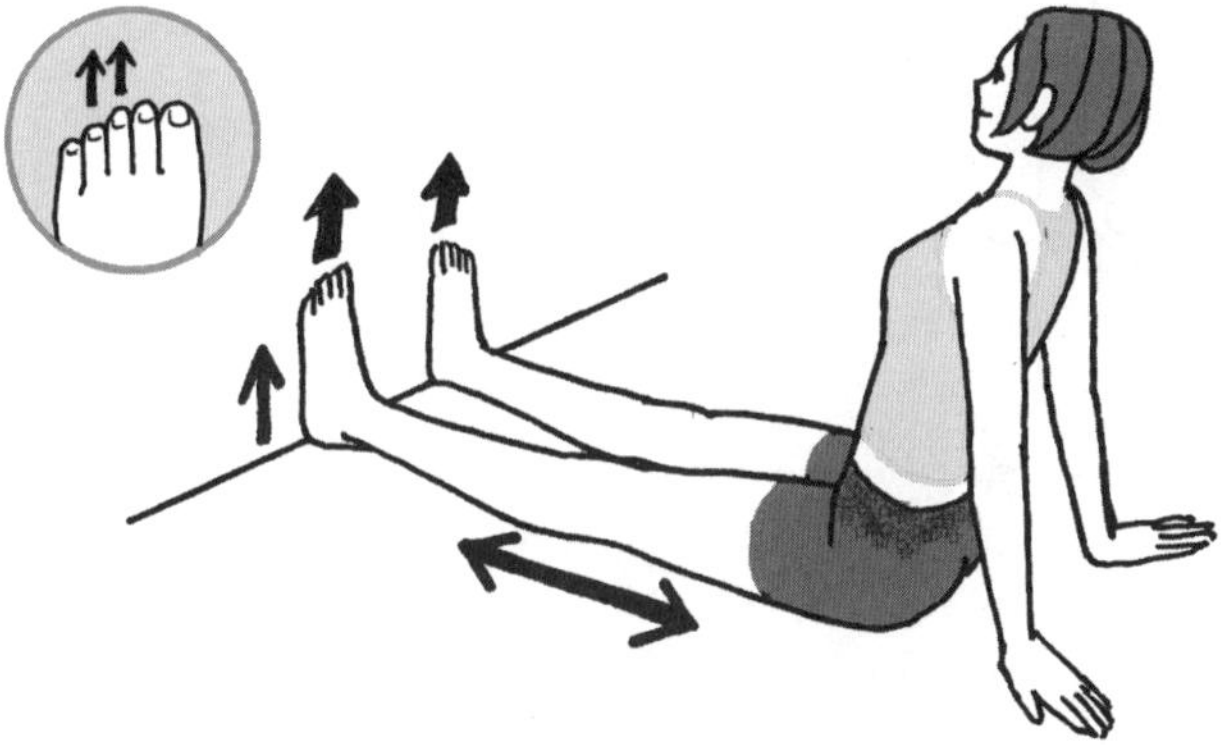

両足の中指と薬指が天井を向くように、かかとをまっすぐに立てます。ひざ裏がしっかり伸びているか、脚の下に手を入れて確認しましょう。

4

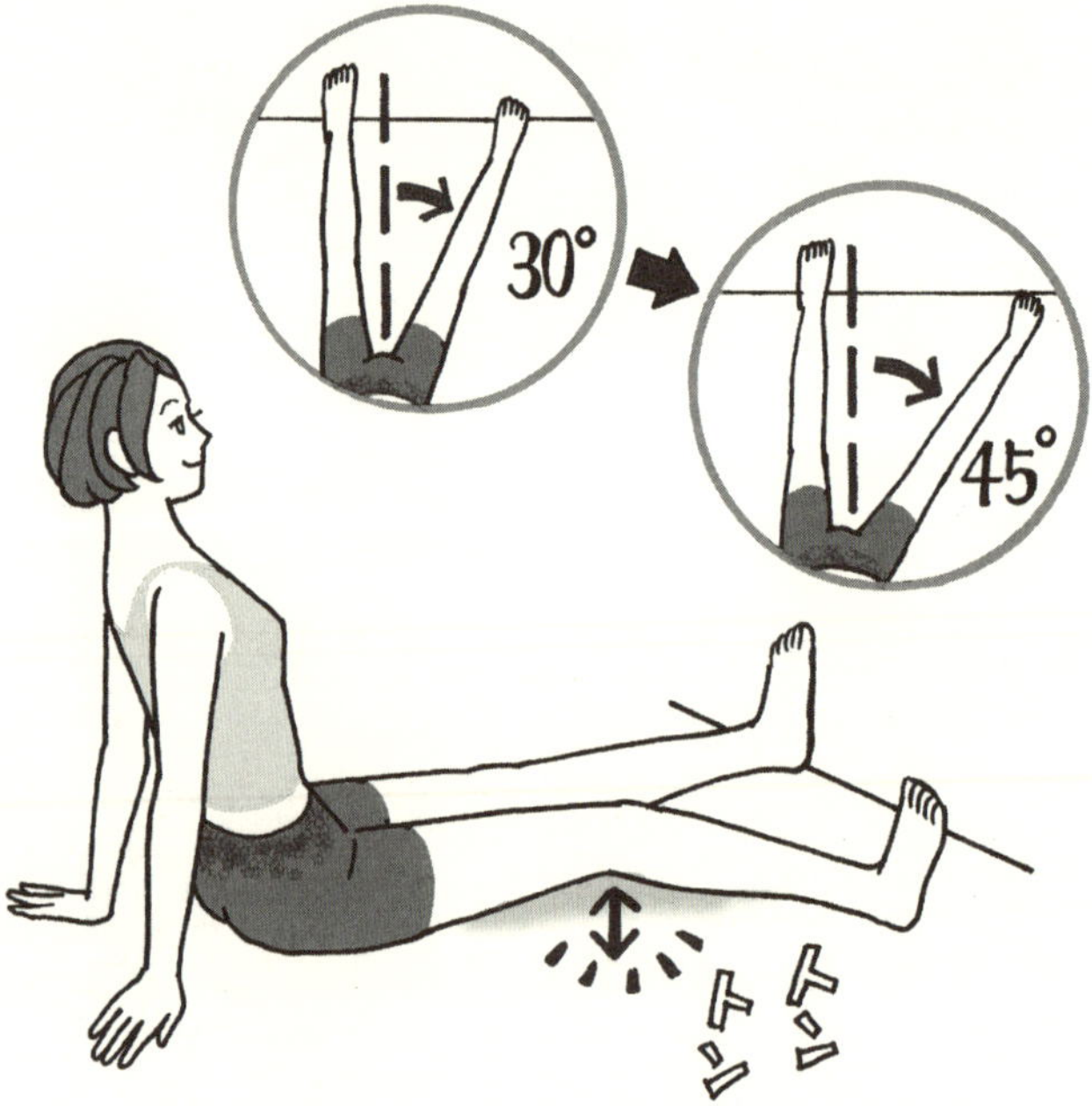

ひざ裏が伸びていることが確認できたら、左脚は動かさないようにしながら、右脚を30度ほど開き、ひざ裏を上げ下げして床をトントン叩きます。1分間続けて。次に右脚をさらに開きます。約45度の角度まで開いたら、ふたたび、ひざ裏で床を1分間、トントンとリズミカルに叩きます。

5

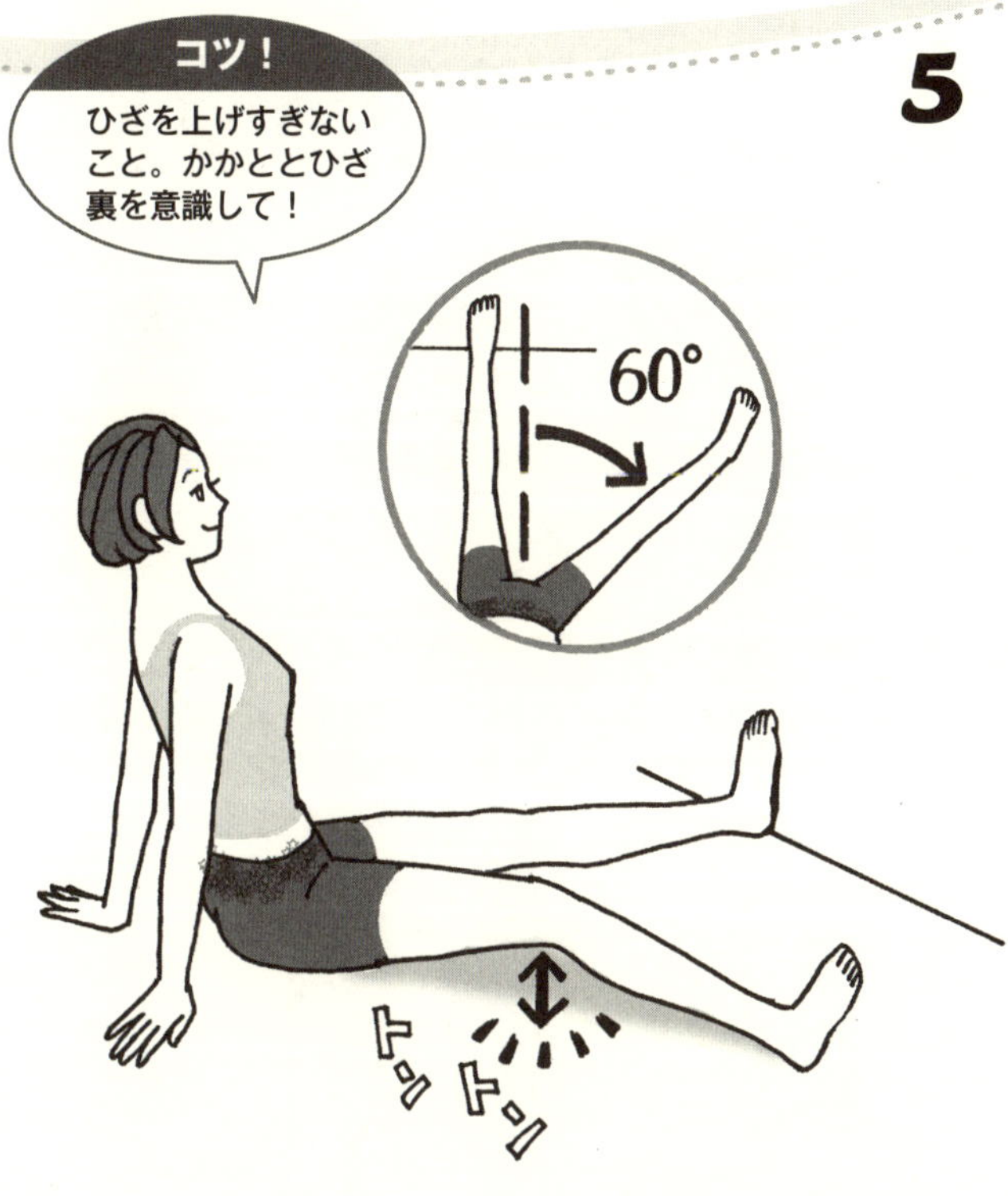
コツ！
ひざを上げすぎないこと。かかととひざ裏を意識して！
60°
トーン
トーン

4 の状態から右脚をさらに開き、約 60 度の角度まで開いたら、**4** と同様にひざ裏で床を1分間、トントンとリズミカルに叩きます。右脚が終わったら、右脚を中央に戻して、左脚についても同様に。

③上半身を支える「下半身」を整えるエクササイズ

立ってひざ裏伸ばし

内ももや太ももの裏の筋肉のストレッチになり、下半身を安定させることで胸郭アップに。股関節とひざ関節をほぐして、それぞれ正しい位置に整え、O 脚や X 脚もまっすぐな脚に改善。

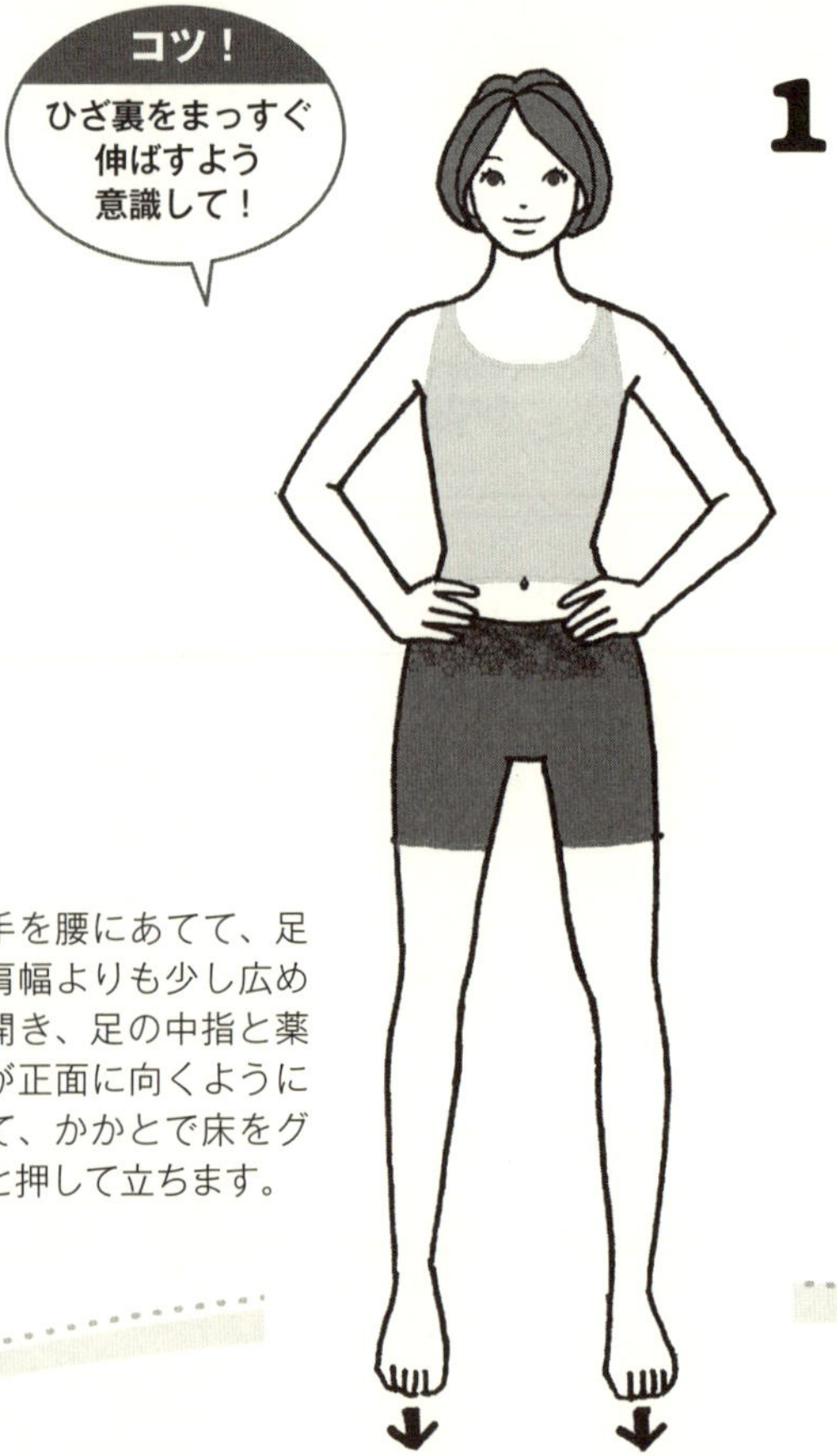
コツ！
ひざ裏をまっすぐ伸ばすよう意識して！
1

両手を腰にあてて、足は肩幅よりも少し広めに開き、足の中指と薬指が正面に向くようにして、かかとで床をグッと押して立ちます。

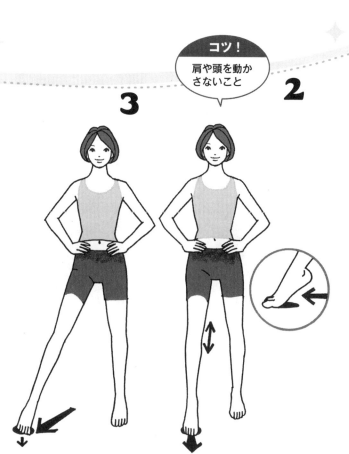

2

コツ！
肩や頭を動かさないこと

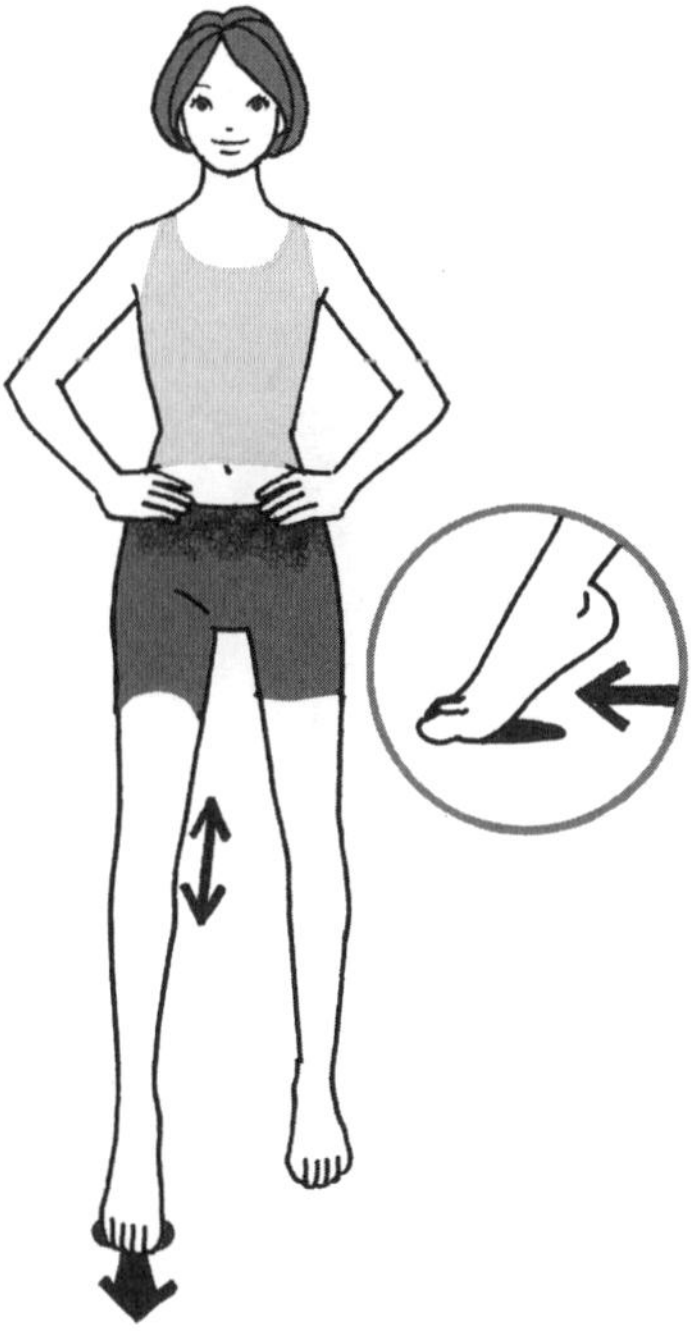

足の指裏だけを床につけながら、右脚を真正面へすべらせます。ひざ裏がしっかり伸びるまで、足を前に出して。左脚でしっかりと体を支えながらおこないましょう。

3

右脚をもとの位置へ戻してから、今度は前方の斜め 45 度にすべらせます。このときも、中指と薬指はまっすぐ前を向いたままにして、5本の指裏でしっかりと床をタッチしながら、脚を動かします。

4

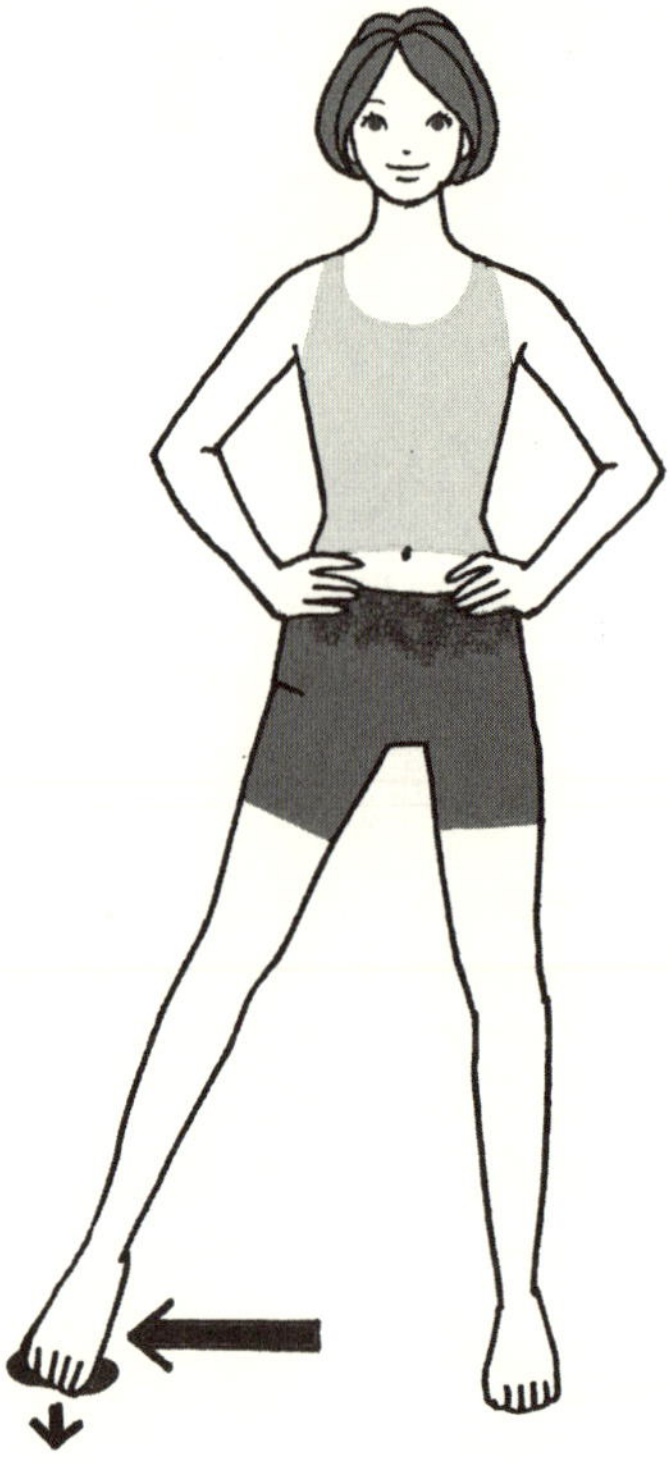

右脚をふたたび **1** の位置に戻してから、今度は真横にすべらせます。このときも中指と薬指はまっすぐ前を向いたままで、5本の指裏すべてで床にタッチすること。内ももが伸びていることを意識して。

5

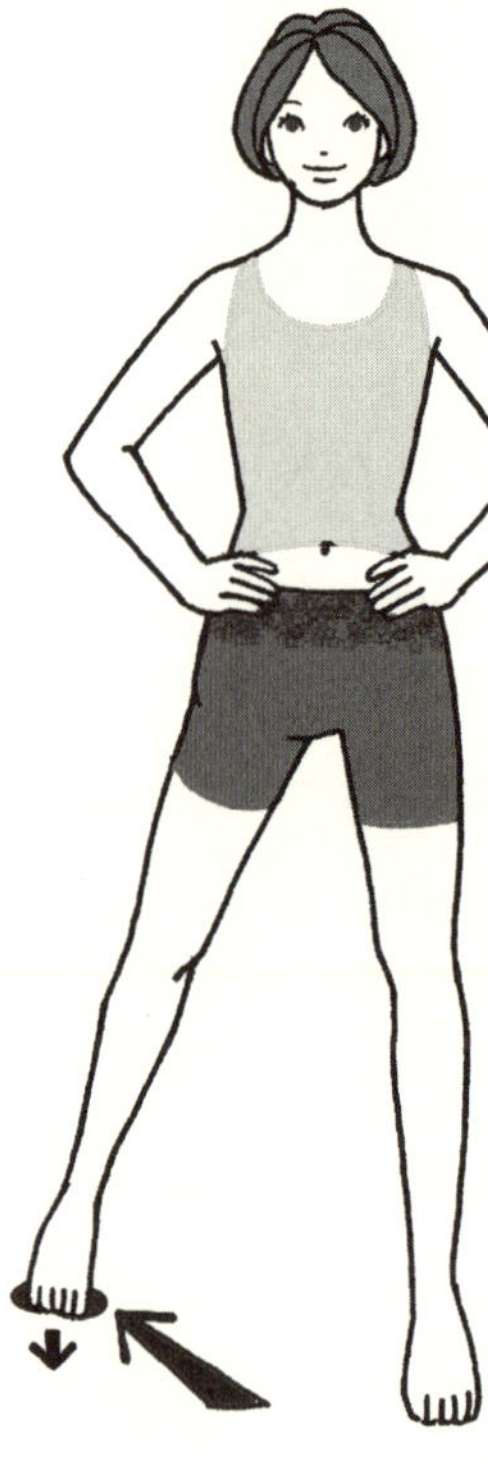

右脚を **1** の位置に戻して、次は斜め後ろ45度にすべらせます。やはり、中指と薬指はまっすぐ前を向いたままで、5本の指裏すべてで床にふれるようにしましょう。

6

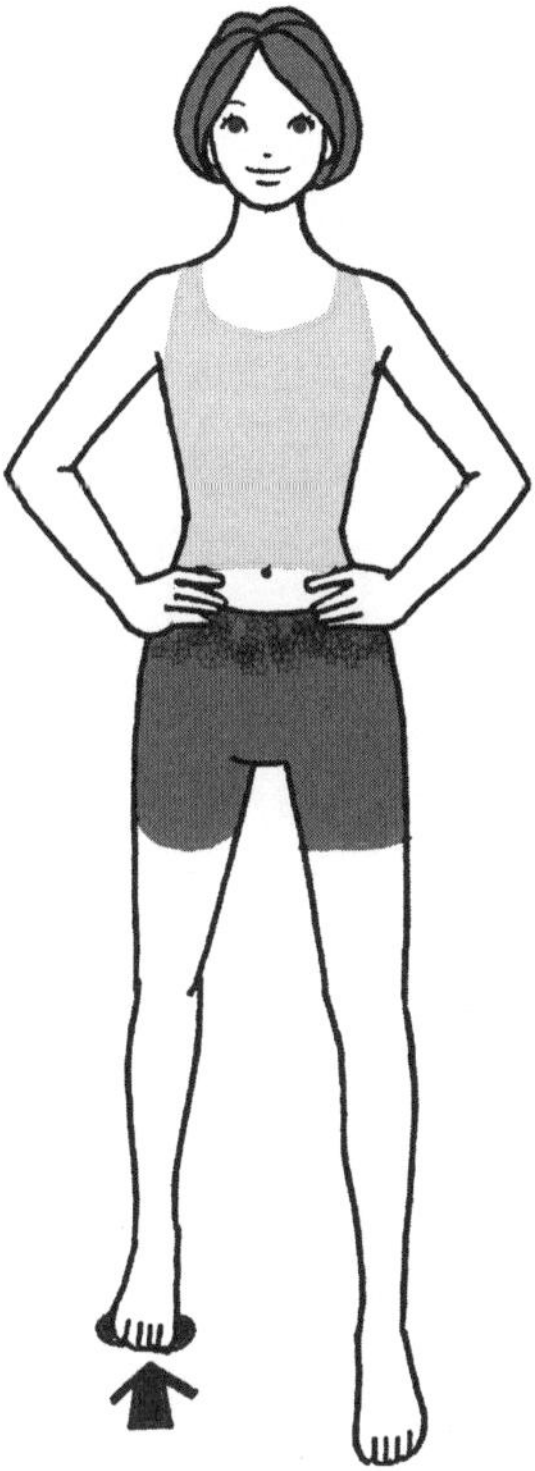

右脚を**1**の位置に戻してから、最後にその脚を真後ろにすべらせます。中指と薬指は前を向いたまま、5本の指裏で床にタッチして。ひざが曲がらないように気をつけましょう。

7

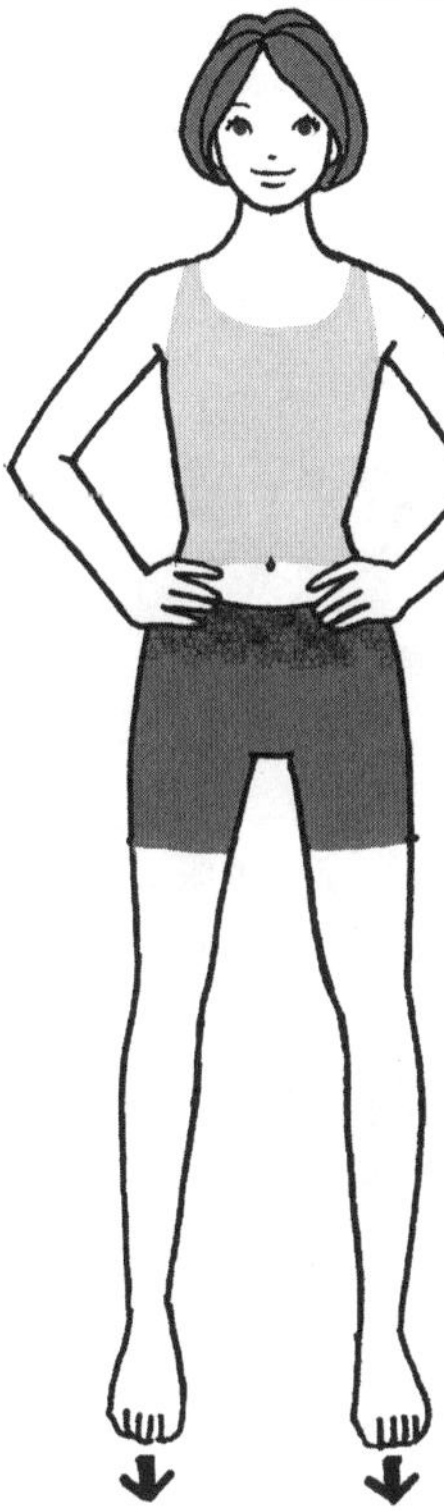

脚を**1**の位置に戻し、右側は終了。左脚についても同様におこない、左右で1セットとなります。以上を5セットおこないましょう。

③上半身を支える「下半身」を整えるエクササイズ

ひざほぐし＆かかと回し

ひざ頭をリズミカルに上げてから下ろし、かかとで半円を描き、かかとを前方へ出します。足首、ひざ、股関節がしっかり動かされ、関節詰まりを解消。脚の歪みも改善します。

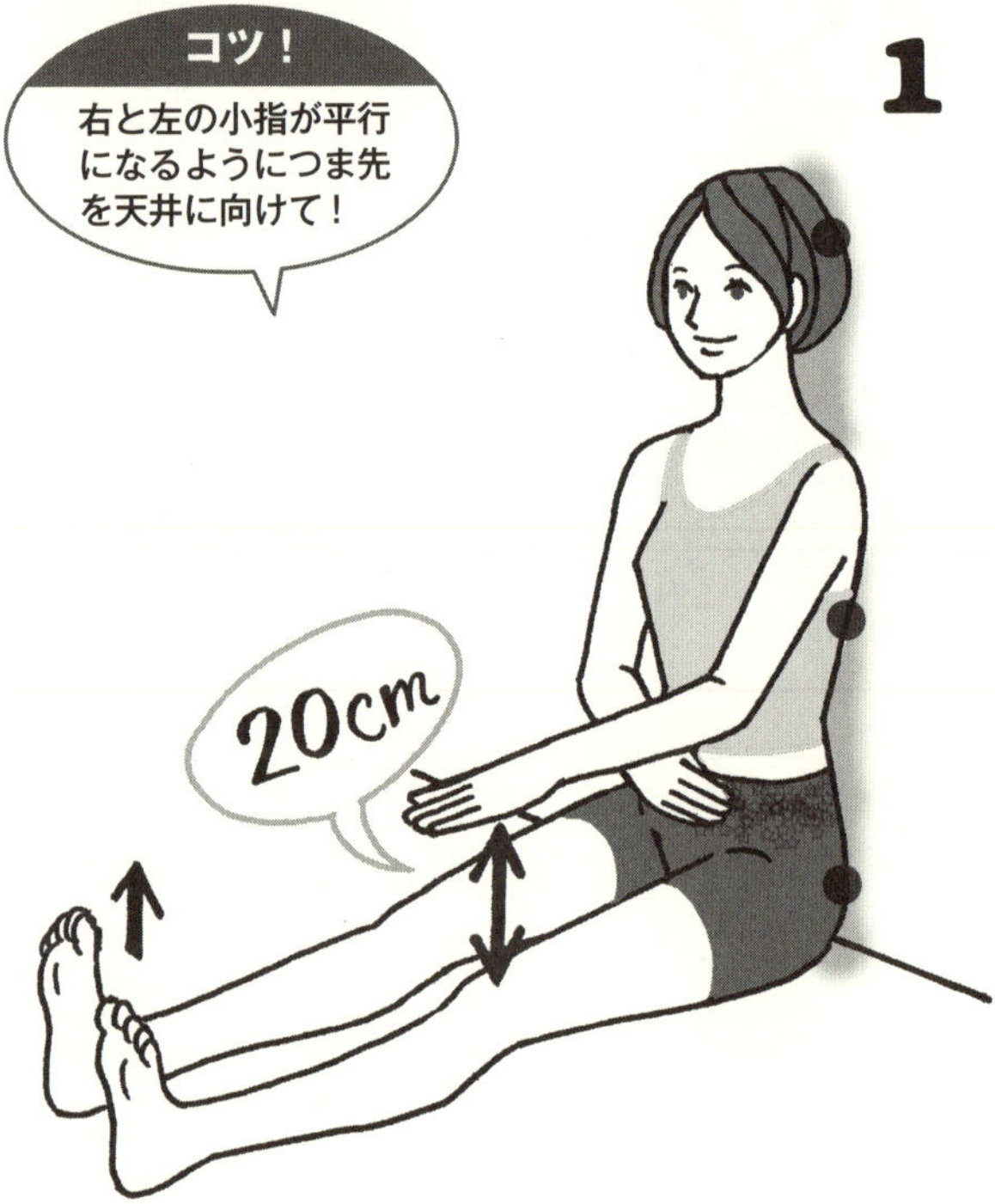
コツ！
右と左の小指が平行になるようにつま先を天井に向けて！
1
20cm

壁を背にして両脚を伸ばして座り、背中と腰、後頭部を壁につけます。お腹を出さないために、右手はお腹にあてて、左手はひざの20センチほど上にかざします。肩や首の力は抜いておきます。

2

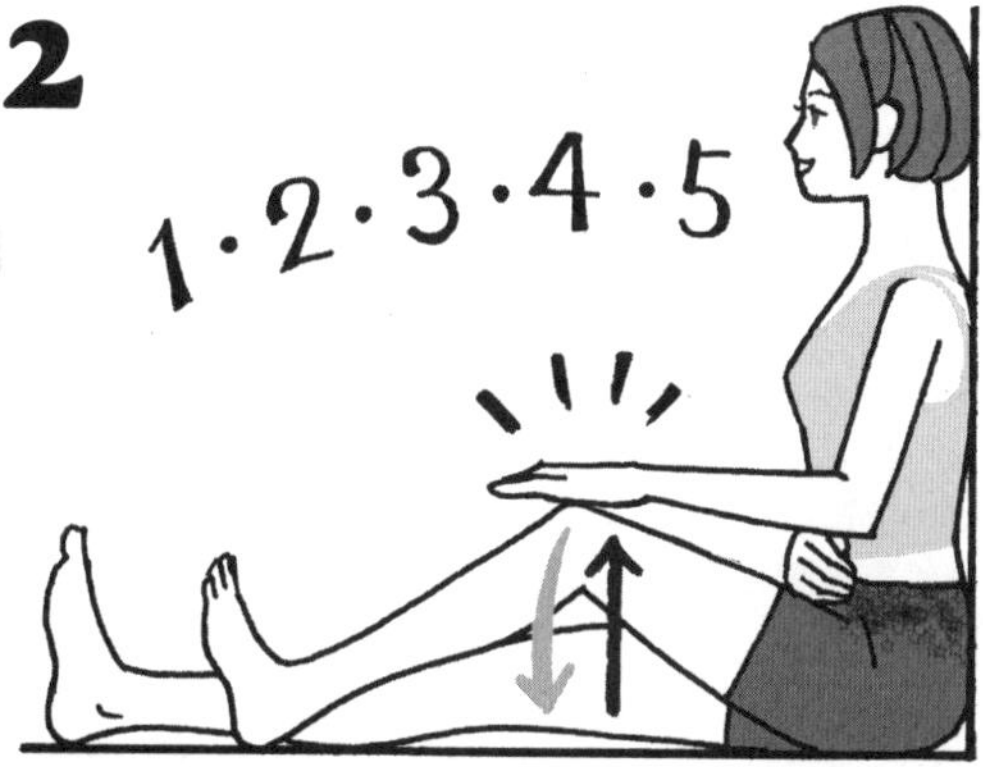

かざした手のひらにあたるように、左ひざをリズミカルに上げては、下ろし、これを5回くり返します。「1、2、3、4、5」と声を出しながらおこないましょう。太ももに力が入らないように気をつけてください。

3

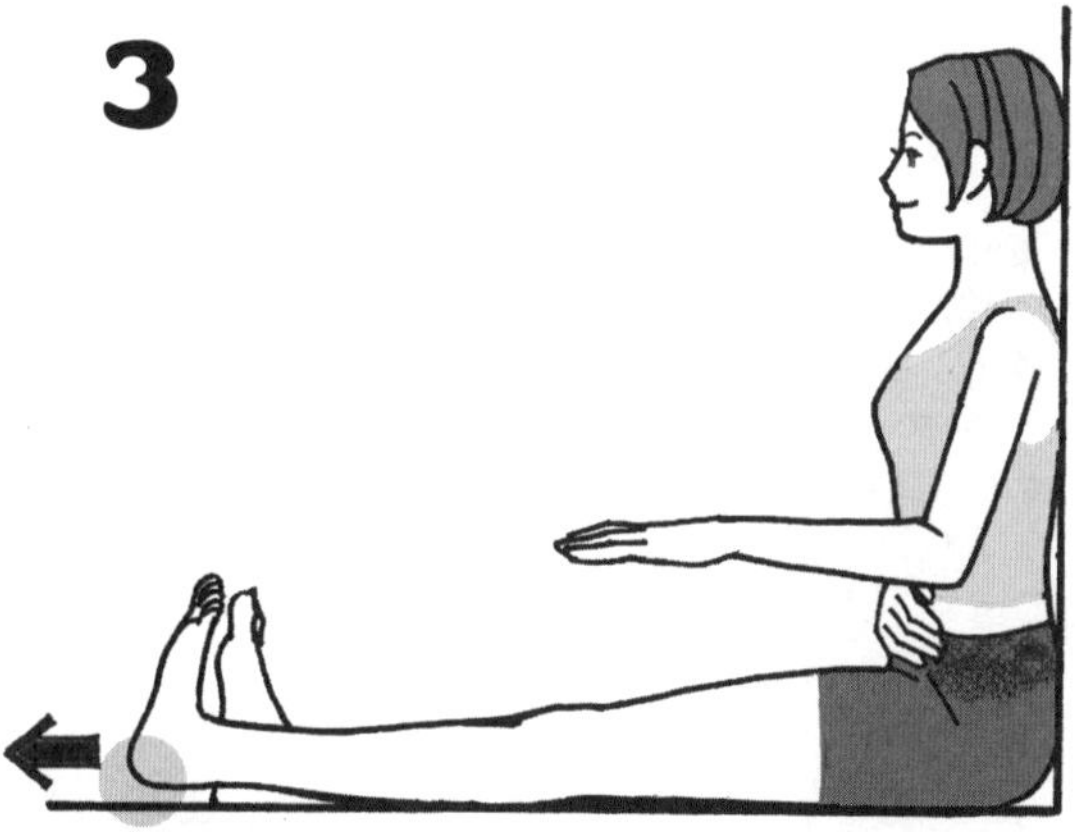

左脚をストンと床に落として、もとに戻します。それから、左脚のかかとをグーンと前方に伸ばします。このとき、かかとが床から浮くくらい伸ばせたら、理想的です。ここまでを1セットとして、2セットおこないましょう。

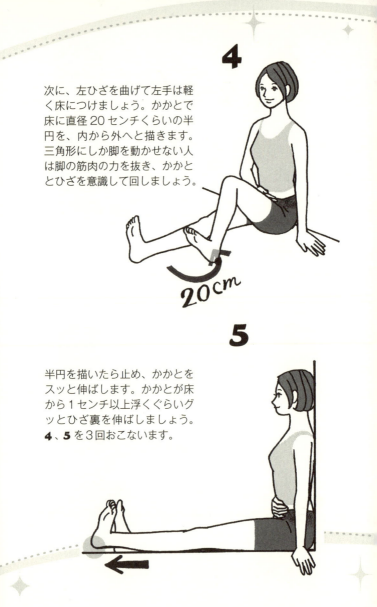

4

次に、左ひざを曲げて左手は軽く床につけましょう。かかとで床に直径20センチくらいの半円を、内から外へと描きます。三角形にしか脚を動かせない人は脚の筋肉の力を抜き、かかととひざを意識して回しましょう。

5

半円を描いたら止め、かかとをスッと伸ばします。かかとが床から1センチ以上浮くぐらいグッとひざ裏を伸ばしましょう。**4**、**5**を3回おこないます。

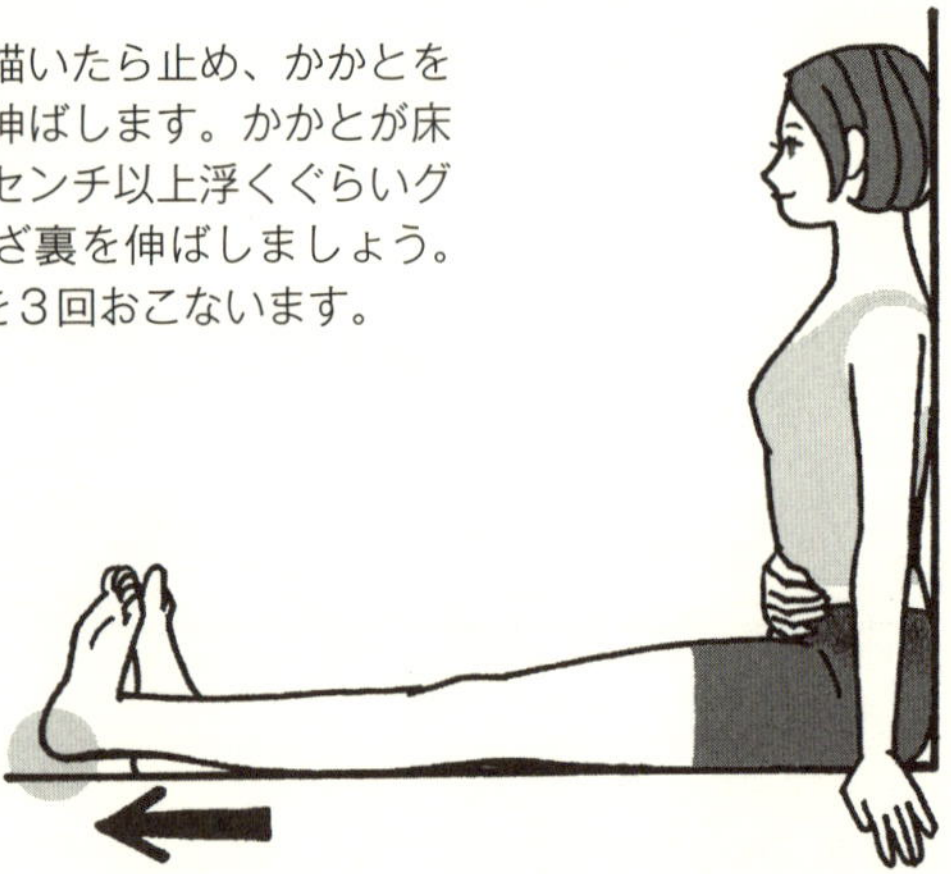

6

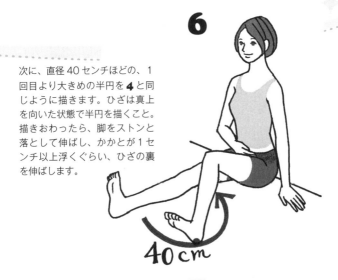

次に、直径 40 センチほどの、1回目より大きめの半円を **4** と同じように描きます。ひざは真上を向いた状態で半円を描くこと。描きおわったら、脚をストンと落として伸ばし、かかとが 1 センチ以上浮くぐらい、ひざの裏を伸ばします。

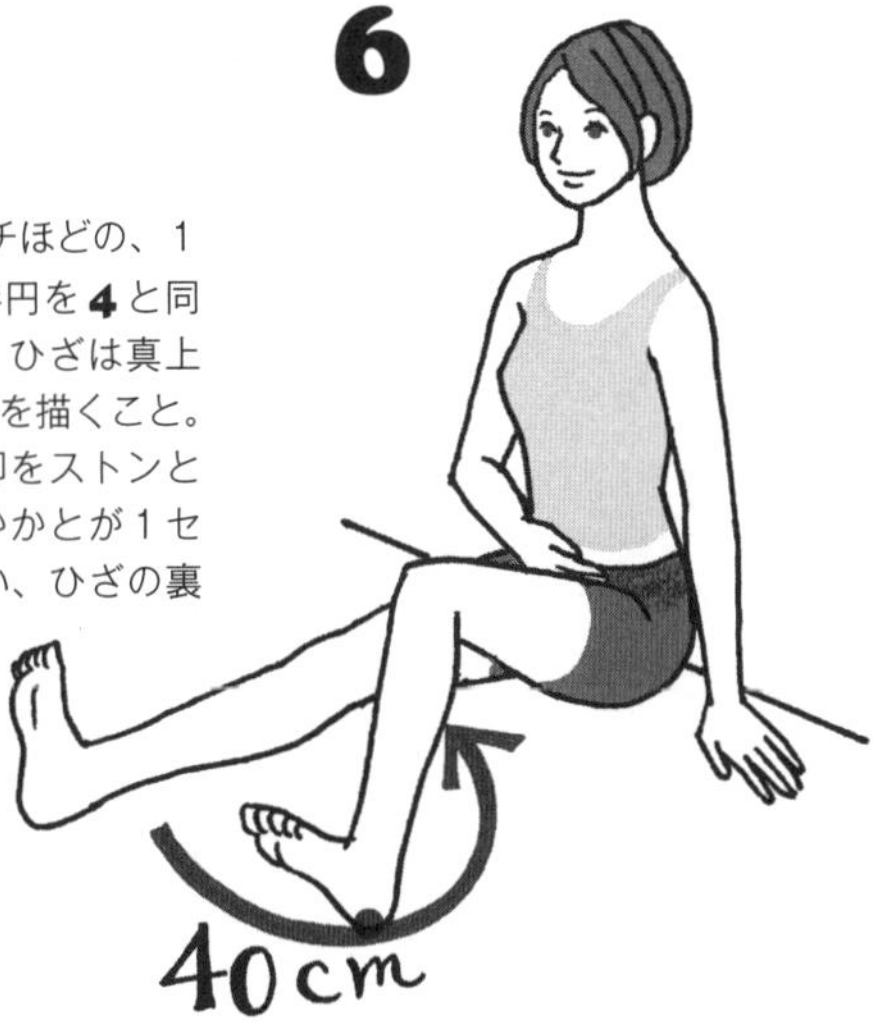

7

さらに、かかとでできるだけ大きな半円を描いてから、脚をストンと落として伸ばして、かかとが 1 センチ以上浮くぐらい、ひざの裏を伸ばしましょう。**6**、**7** を 3 回ずつくり返したら、左脚は終了。右脚についても、同様におこないましょう。

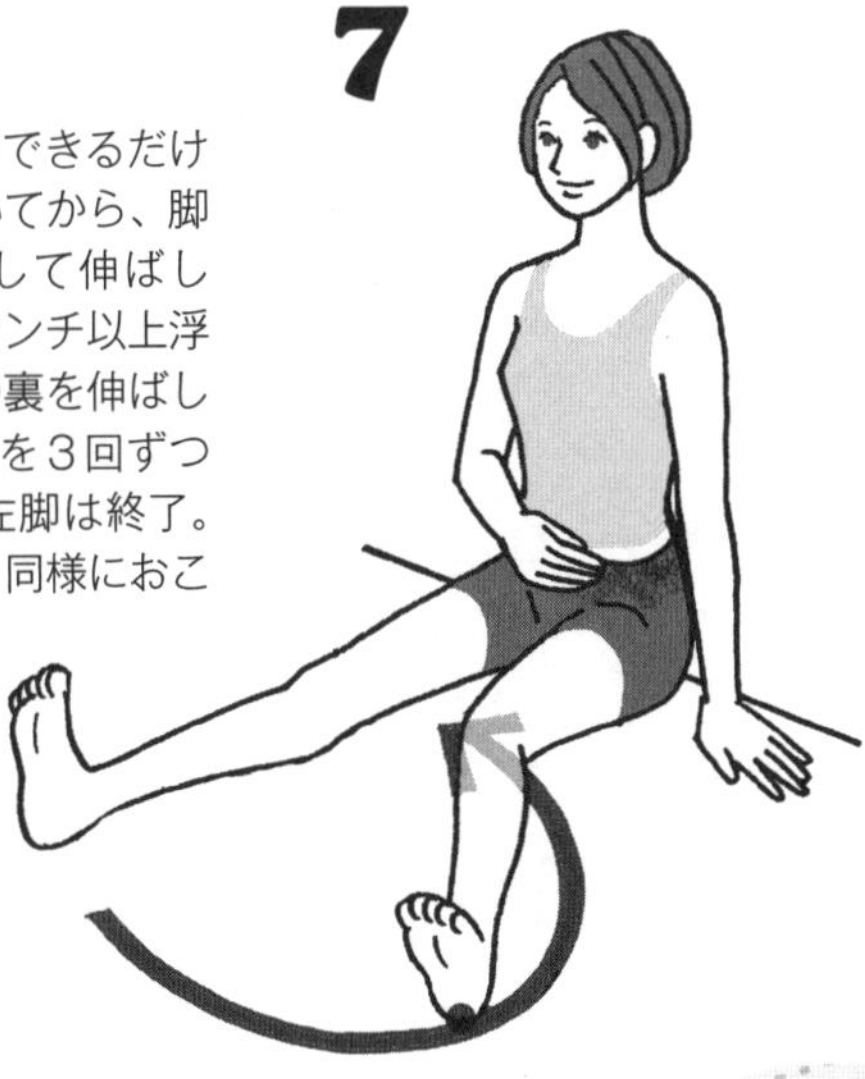

呼吸法&マッサージで、より完璧なくびれに！

エクササイズと一緒におこなってほしいのが、くびれづくりにより効果を出す「呼吸法」と「マッサージ」です。

くびれをつくり、下腹を引っ込めるためには、呼吸の仕方がとても大切です。呼吸にはお腹をふくらませておこなう腹式呼吸と、肺をふくらませ空気を入れる胸式呼吸のふたつがありますが、ウエストを細くしたいのなら、腹式呼吸より、胸式呼吸に徹することです。実は口や鼻から取り込む空気は下に降り、肺から胃、腸にも流動します。腹式呼吸のクセがついていて、お腹に空気が多く出入りすると、どうしても胃や腸に空気をためこみやすくなり、下腹の出た「空気お腹」をつくってしまいます。対して胸式呼吸では、胸郭の中にある肺が広がり空気が入り込むので、空気お腹にならずにすみます。深呼吸で肺をしっかり広げれば、肋骨を引き上げることもできます。

エクササイズに加え、日々の生活の中では胸式呼吸を意識しましょう。胸式呼吸では吸うときだけでなく、吐くときも大切。ため息のように下に向けて息を吐くと、前肩になり、お腹もたるみます。やや上向きに「ふぅ〜」と、吐くことが重要です。意外に多くの人ができていないのが、この「上向きに息を吐く呼吸法」。無意識のうちにため息のように、下に息を吐いている方が多くいます。上に向かって息を吐くクセを身に着けるためにやってほしいのが、108ページの「上向きハンカチ呼吸」です。

なお、下腹がぽっこり出ていたら、空気お腹かもしれません。その場合は109ページの「空気出し呼吸」をおこないましょう。お腹の空気が抜けやすい体になっていきます。

第2章の最後、111ページでは「一刻も早くくびれをつくりたい！」という方のために、胸郭に直接働きかける「胸郭矯正マッサージ」を紹介します。

前下がりになった肋骨を手でつかんで上に引き上げつつ、下広がりになっている胸郭のカゴを中央に寄せることで、理想的な〝下すぼみの胸郭のカゴ〟をつくります。

また、小腸を上からやさしく押しながらマッサージしていくので、小腸の動きを活性化させ、腸にたまってしまった空気を抜く効果もあるのです。

くびれをつくる呼吸法①

上向きハンカチ呼吸

上向きに息を「フゥ〜」と吐く方法を体で覚えます。姿勢が自然とよくなり、唇、下あごの筋肉も引き上げられて、小顔や首のシワ消しにも効果大。1日に5〜10回おこなって。

1

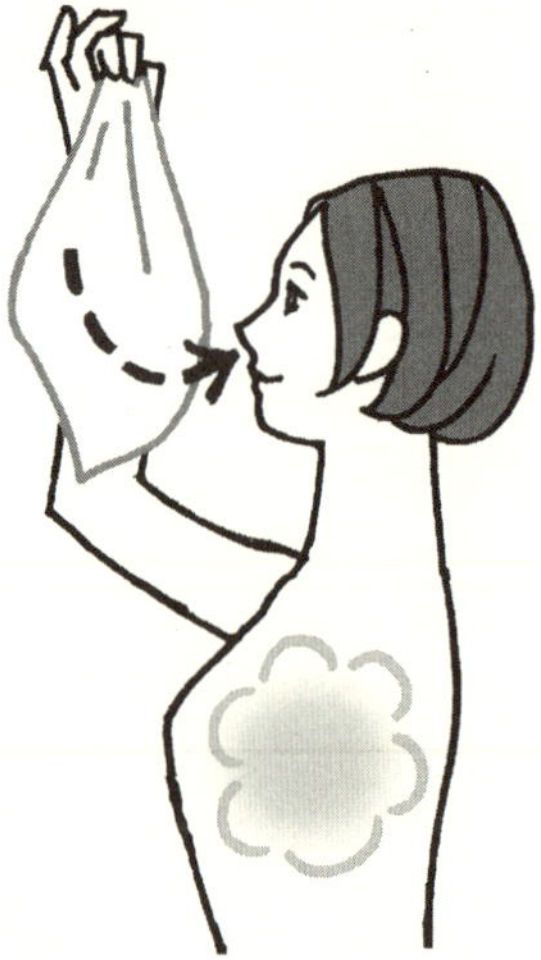

薄手のハンカチやティッシュを顔の前に垂らし、鼻から息を吸い込みます。お腹に空気を入れるのではなく、ヘソ引き・ヘソ上げをして胸を大きく開き、肺に空気を入れるよう意識して。

2

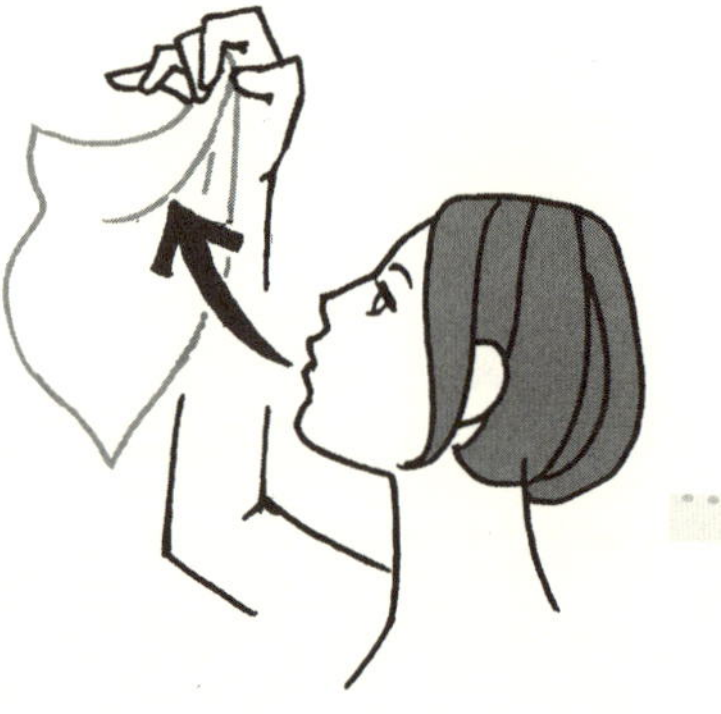

唇を丸めて口から息を細く長く吐いて、ハンカチ（またはティッシュ）を下から上へ吹き上げます。

くびれをつくる呼吸法②

空気出し呼吸

お腹にたまった空気を抜く呼吸法。家事や仕事の合間など、1日に数回おこないましょう。

1

足を肩幅くらいに開いて立ち、ヘソ引き・ヘソ上げをして足の親指以外の4本の指を上げ、かかとに力を入れて立ちます。首を曲げずにまっすぐ伸ばし、あごを上げないように気をつけましょう。

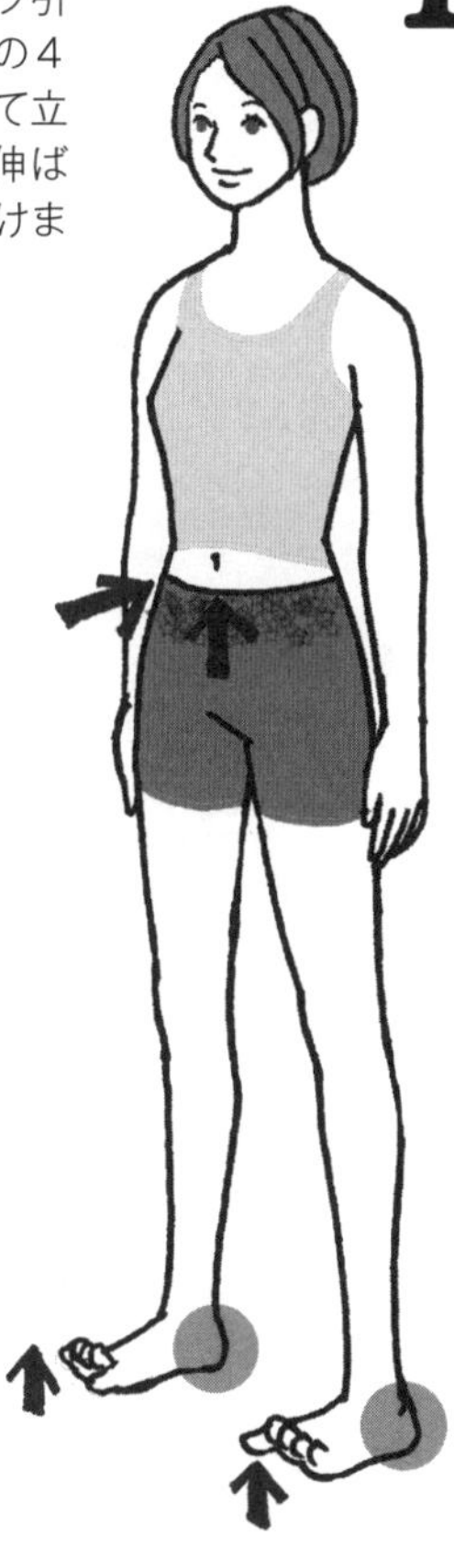

2

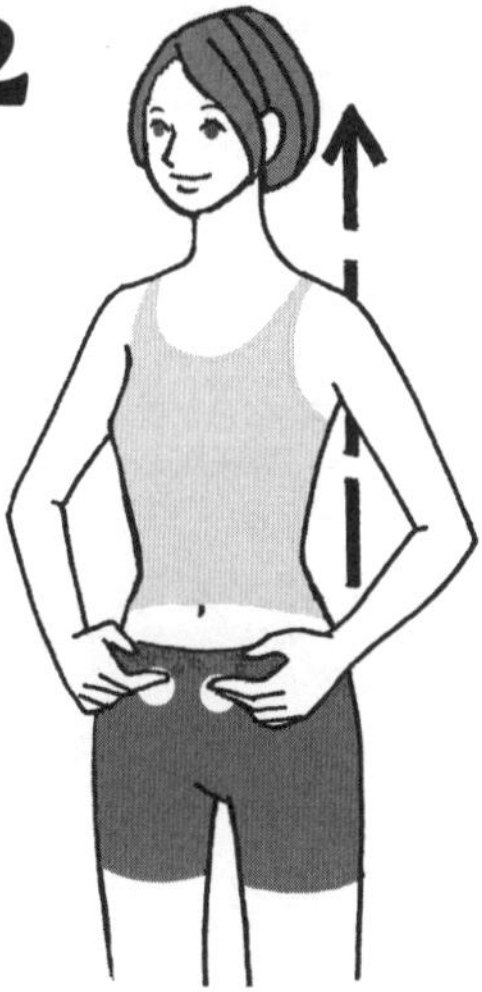

下腹の中央を親指以外の両手の指先で軽く押します。右手の指先と左手の指先の間隔は5センチほど。下を向かないように注意して、背筋は伸ばしたままで。

3

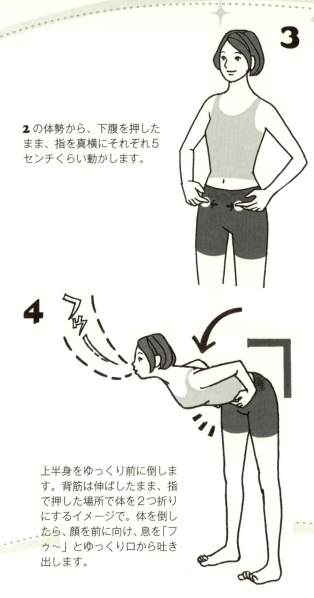

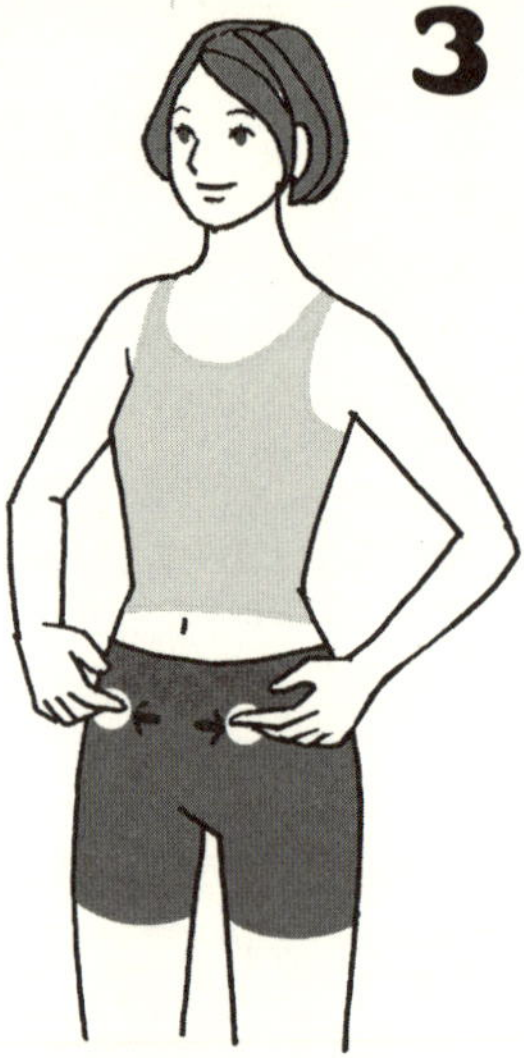

2 の体勢から、下腹を押したまま、指を真横にそれぞれ5センチくらい動かします。

4

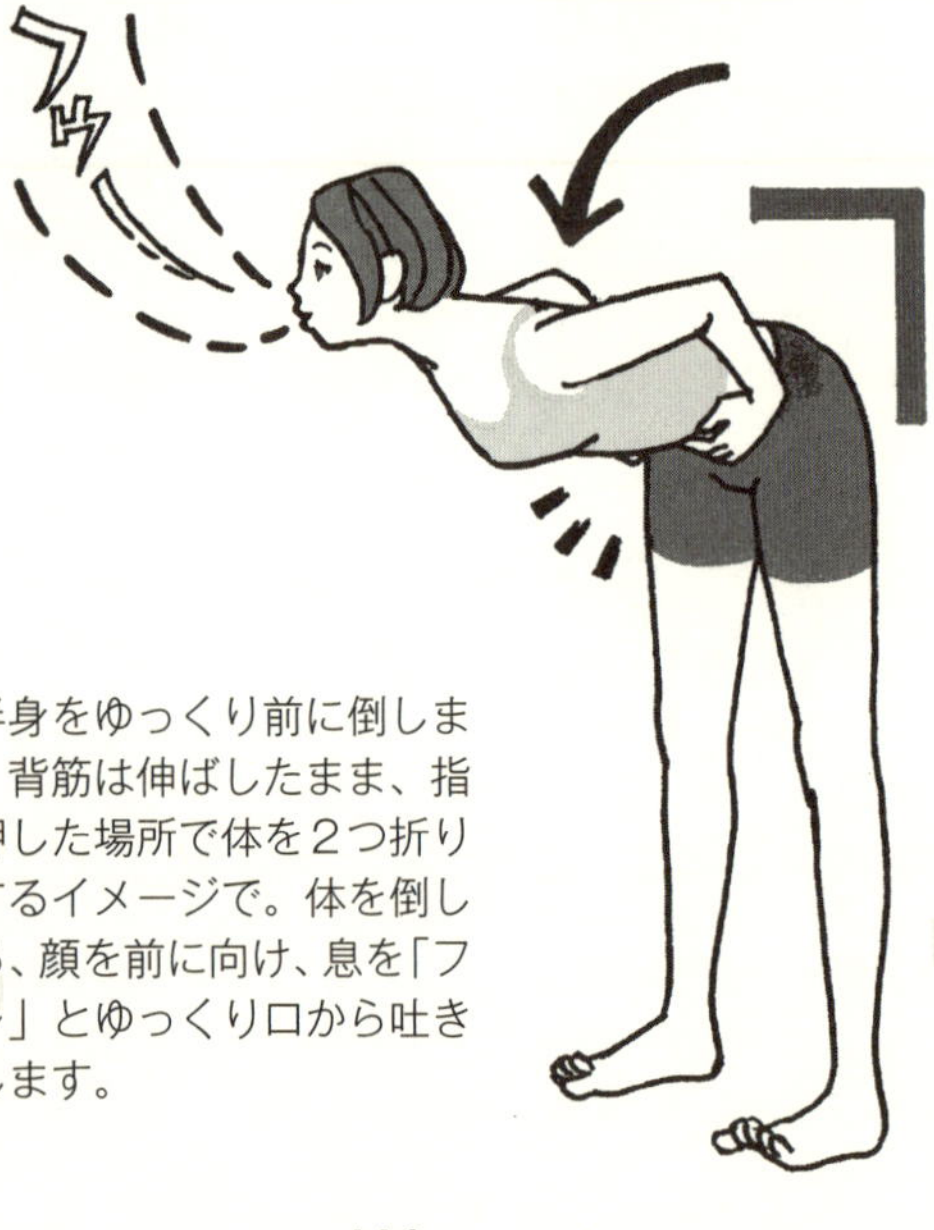

上半身をゆっくり前に倒します。背筋は伸ばしたまま、指で押した場所で体を２つ折りにするイメージで。体を倒したら、顔を前に向け、息を「フゥ～」とゆっくり口から吐き出します。

胸郭矯正マッサージ

肋骨の下に指を入れて上げてから中央に寄せて、胸郭矯正をおこないます。掌底《しょうてい》を使った「按腹《あんぷく》マッサージ」で便秘や内臓脂肪も解消。

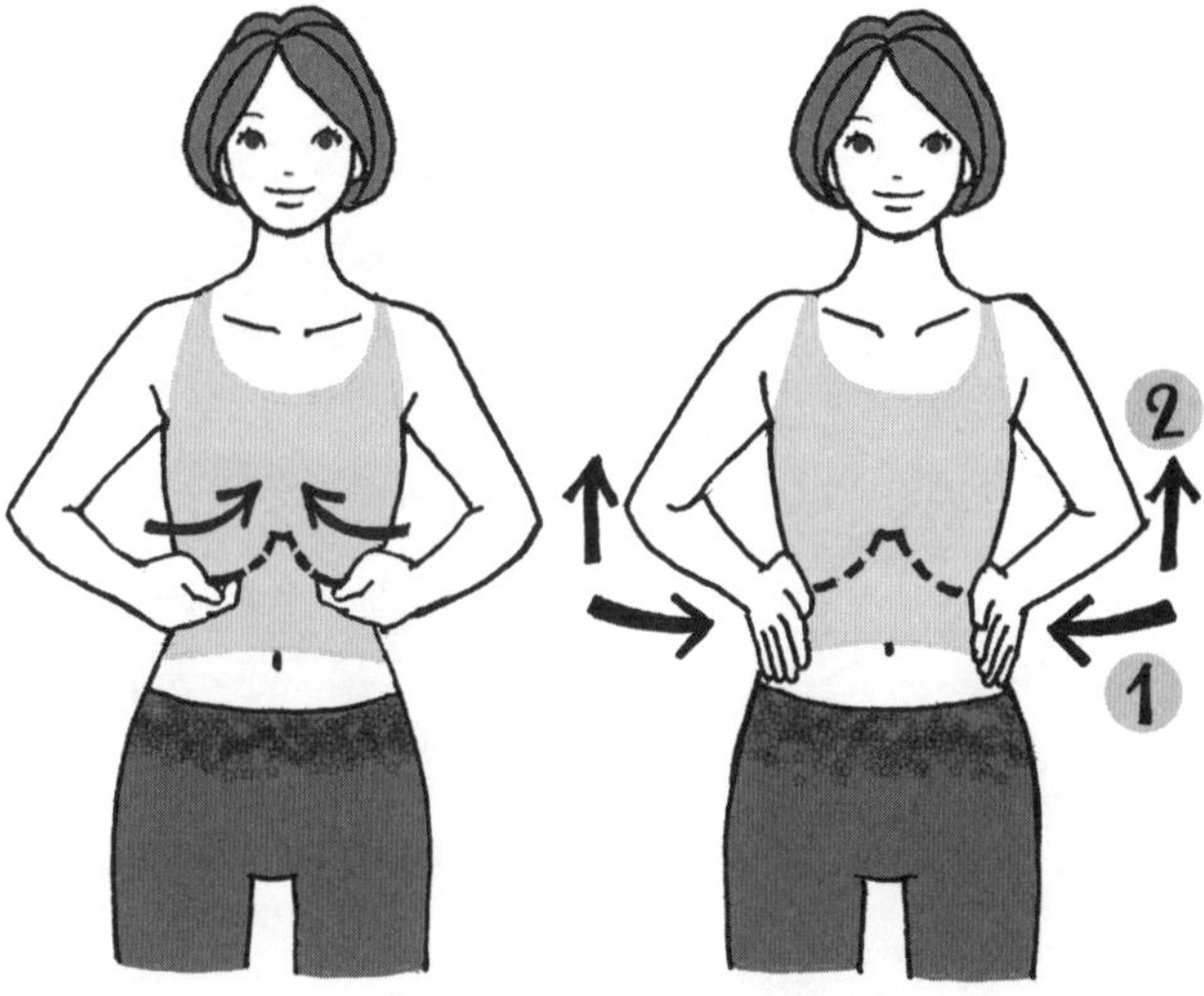

1

両手を肋骨のいちばん下において、手のひらで左右の肋骨を中央へ寄せながら、下から上へ8回引き上げます。下広がりだった胸郭というカゴを上広がりにするつもりで。

2

次に**1**の体勢から、両手の親指以外の４本の指でいちばん下の肋骨の端をつかみ上げます。お腹に指を突き立てて入れ、指の腹で肋骨を上へ引き上げるイメージで。両手の指を少しずつ内側へずらしながら掴み上げ、中央までくまなくマッサージします。

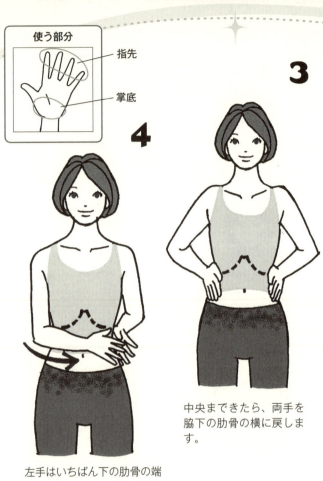

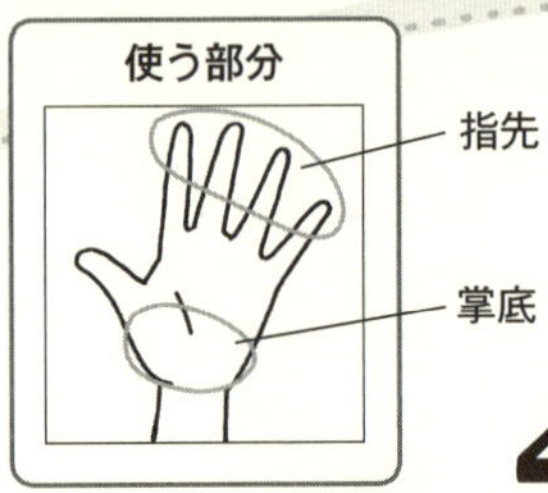

3

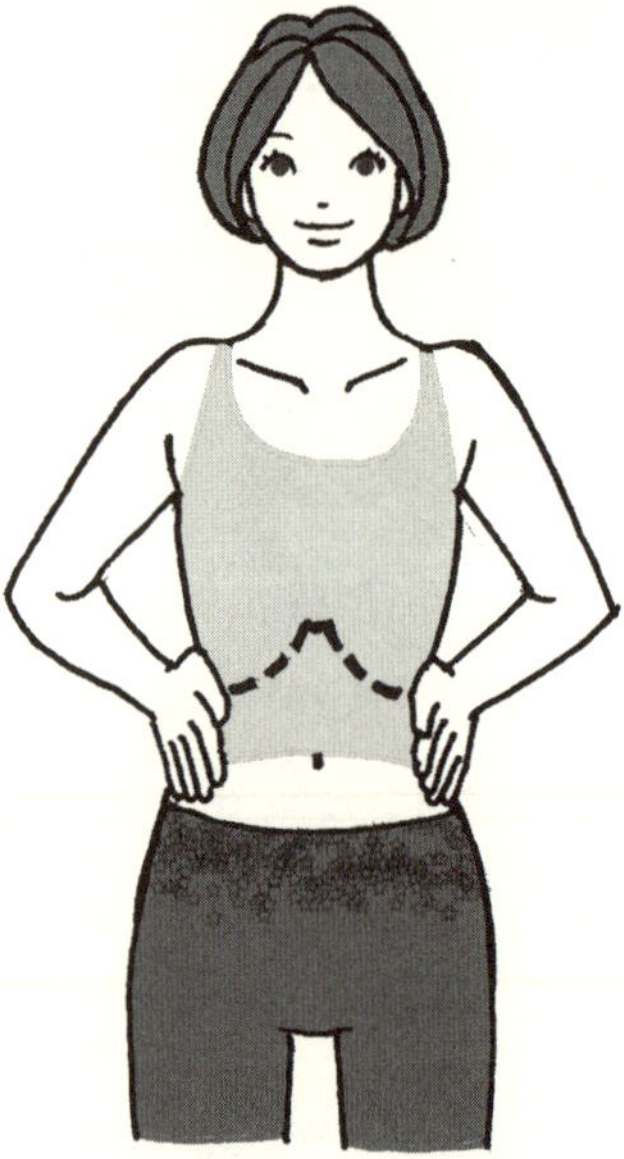

中央まできたら、両手を脇下の肋骨の横に戻します。

4

左手はいちばん下の肋骨の端にあてたままで、右手の掌底（手首に近い部分）を右から左へ、強く押しなでるように動かします。

5

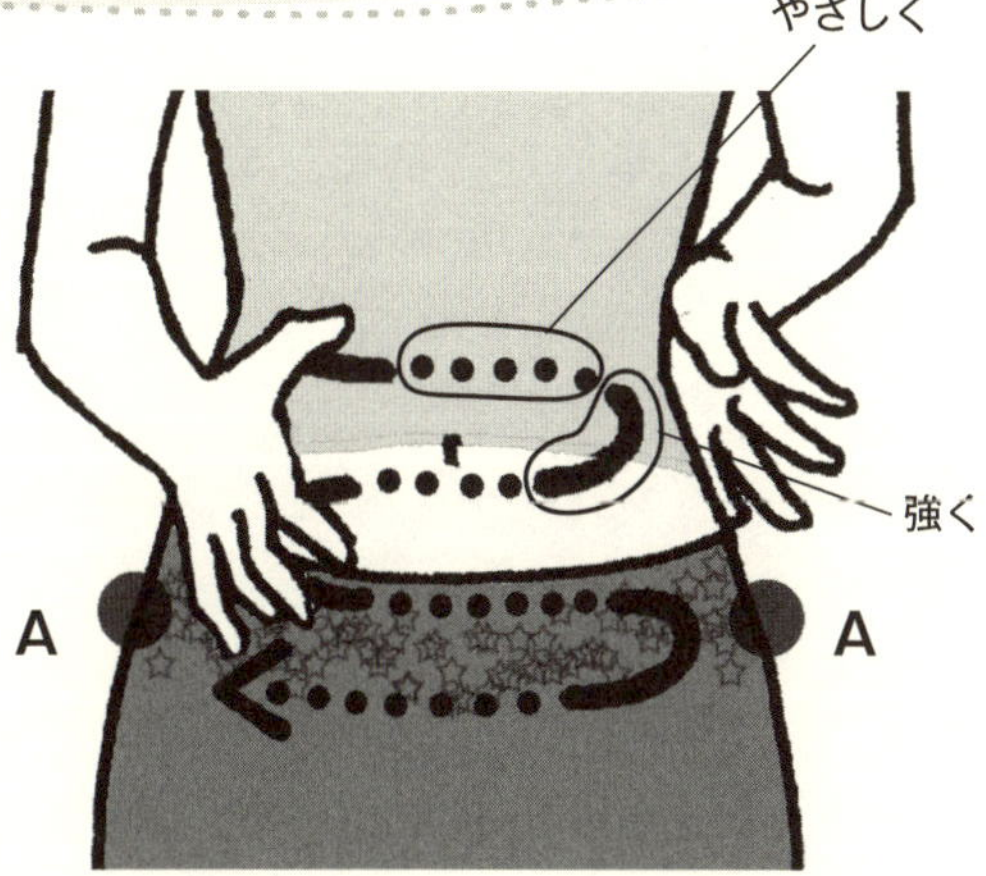

・掌底がお腹の中央まできたら、いったん力をゆるめながら左側に動かします。

・お腹の左端まできたら、親指以外の４本の指と手のひらでお腹の肉をはさみながら、今度はお腹の中央に向かって動かします。

・お腹の中央まできたら、ふたたび力をゆるめながら掌底を右側に動かしていきます。

・お腹の中央は掌底でやさしく押しなでる→端にきたら４本指でお腹の肉をはさみながら動かす…をくり返しながら、Ａの位置まで手を動かしたら右手は終了。反対側も同様におこないます。

6

３～５までを左手を使って同様におこないます。左右１回ずつおこなって、１セット。これを5セットくり返します。

第3章

くびれができる習慣

――体の動かし方で骨格は変わる

日常を「エクササイズの時間」に変えよう

第2章では11個のエクササイズとふたつの呼吸法、そしてマッサージをひとつご紹介しました。

これらのエクササイズ、呼吸法、マッサージは、ウエストにくびれをつくって、下腹をへこませることに焦点を絞り、考案したものですから、毎日30分以上続ければ、かならずほっそりとしたお腹まわりを手に入れられます。

けれど、きわめて高い効果があるとはいえ、これらのエクササイズについやすことができる時間が限られている方も多いでしょう。人によっては、1日にたった数分しかエクササイズの時間がとれないという方もいるかもしれません。

ということは起きている間のほとんどの時間は、当たり前ですが、エクササイズ以外のことにあてられているのです。

仕事をしたり、家事をしたり、テレビを見たり、電車に乗ったり、ごはんを食べたり、友だちとおしゃべりしたり……といったことをして、私たちは大半の時間をすごしています。

もし、くびれづくりによい習慣やしぐさを身につけることができれば、日常生活をエクササイズの時間に変えることができます。つまり、毎日第2章のエクササイズができない方でも、習慣を少し変えることで、理想のくびれに近づくことができるのです。もちろん、第2章のエクササイズに加えて、習慣やしぐさを変えれば、より早く、より理想的なくびれを手に入れられるでしょう。本章では、くびれをつくる日々の習慣やしぐさをわかりやすく解説していきます。

まずは、やってはいけない日常のクセについて見ていきましょう。

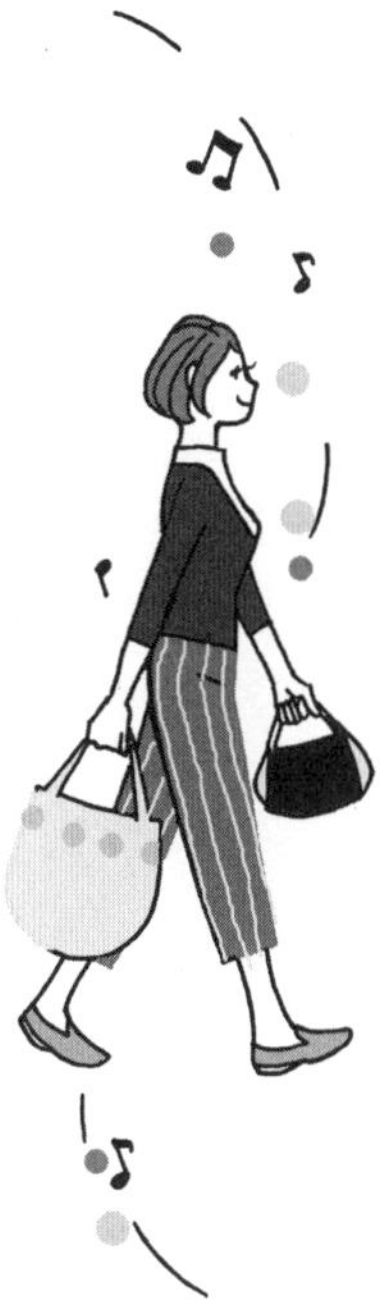

くびれが消える！　３大ＮＧ習慣

①「気をつけの姿勢」は、くびれづくりの大敵

ほとんどの日本人は正しい姿勢というと、小学校などで教えられた「気をつけ！」の姿勢を思い出すのではないでしょうか。

けれど、この「気をつけの姿勢」は、わざわざくびれをなくすようなものです。なぜでしょうか。

両腕をしっかり体の横につけ、肩を後ろへ反らして胸を張り、背筋を伸ばすのが小学校などで習った「気をつけの姿勢」。いかにも正しい姿勢のように思えますが、ためしにやってみてください。首や肩、二の腕にグッと力が入るのがわかるでしょう。首、肩、二の腕に力が入れば、脊柱起立筋群は硬くこわばり、腰に力が入って椎骨が詰まって歪み、結局は疲れて、胸郭を下げることになります。

現代人の多くがよかれと思ってやっているこの姿勢、実は胸郭を下げたり、背中を

反らせすぎたりして、背骨の歪みを生む「体にとってよくない姿勢」なのです。

また、このような力みすぎた姿勢は、すぐに疲れてしまいます。だからこそ学校などでは、1分もたたないうちに、先生は「休め！」の号令をかけますし、その号令で、糸の切れた操り人形のように脱力すると、背中も骨盤も脚もすべてが下がってしまうのです。

いくら背筋を伸ばし、胸を張っていても、長時間キープできないような姿勢は、よい姿勢でもなければ、正しい姿勢でもありません。

というわけで、ウエストをくびれさせたいのなら、まずは、体に染みついた「よい姿勢＝気をつけ姿勢」という考えを忘れることが肝心です。

②「頑張る！」が、ウエストを太くする

気をつけの姿勢のように、上半身に力を入れる動作は、くびれづくりではすべてNGです。

なぜなら、仕事や家事などの作業でも「頑張る！」と力むと、肩や二の腕、腰に力

が入ります。これでは、肩甲骨まわりや背中まわりの筋肉が緊張し、硬く重くなり、しなやかな筋肉が遠のいていき、結果的に、くびれができづらい体になってしまうのです。

「頑張ろう！」と思うだけならまだしも、両手を握りしめたゲンコツで「頑張る！」と自らを鼓舞するのは、最悪です。肩や首、二の腕を見てください。グッと力が入って太くなっていませんか？ 上半身をこれ以上緊張させ、交感神経を刺激する動作はありません。

では、気合を入れたいときにはどうすればいいのでしょうか。

「頑張る！」と上半身で力むのを止め、足底にグッと力を入れて首をスッと伸ばし、ゲンコツは親指を中に入れて軽く握りましょう。

足で地面をしっかりと踏みしめて、体の土台となる下半身の抗重力筋を伸ばす。その逆に、上半身の肩や背中、腕は力を抜いてリラックス状態にする。そして「頑張りま〜す」と首を伸ばしましょう。すると、余計な力が上半身に入ることなく、もちろん、それが下半身に伝わることもなく、無駄な力が入らずに頑張ることができます。

普段の生活では、前肩に注意しつつ、背中や肩の力を抜いて、リラックスしましょう。胸面は引き上げることも忘れずに。そのほうがくびれもできやすいし、胸が上がるので優雅で自信に満ちた体に見えます。

背中が美しくなるのはもちろん、仕事も恋愛も、うまくいくようになるでしょう。

③あいづちの打ちすぎで、くびれが消える

日本人の中には「相手の話に過剰なほどあいづちを打つクセのある人」が多いようです。

あいづちが多いと、上半身が前のめりになりやすいので注意が必要です。

また、小刻みに頭を動かしてあいづちを打つ動作は、前首・前肩をつくり、疲れの原因ともなります。

頭の重さは約5キログラムもあります。5キログラムある頭が小刻みに何度も動けば、全身の筋肉に負荷がかかりますし、左右どちらかに首を傾けながらうなずくクセ

があると、背骨が左右に曲がる「側弯症《そくわんしょう》」の原因にもなりかねません。

背骨が前後左右に曲がってしまうと、歪みで代謝が悪くなり、ウエストを細くすることはできないどころか、くびれがなくなり、ウエストはどんどん太くなるのです。


あいづちが多いことに、当の本人は気づいていないことが多いものです。

気になるようだったら、あいづちを何度も打つクセがあるかどうか、親しい友だちや家族に聞いたり、また、意識的に自分自身の動きを鏡などでチェックしてみるのがよいでしょう。

そして、もし、自分があいづちを打ちすぎているようだったら、その回数を減らすように心がけます。

あいづちは相手への同意や共感の表れですし、コミュニケーションを円滑に進めるために必要なしぐさのひとつでもあります。

でも、連続的に首を上下させるなど、必要以上にあいづちを打つのは、日本人に独特のしぐさです。多すぎるあいづちは、体に負荷をかけるため注意が必要です。

あいづちに頼りすぎることなく、目を輝かせ、指先を美しく動かす手のジェスチャーを使うなど、他のかたちでコミュニケーションをとることを心がけましょう。

下半身はしっかり。上半身はしなやかに

くびれをつくるのに、最も大切なのが、「正しい姿勢」です。しかし、118ページでお伝えした通り、小学校で習った「気をつけの姿勢」のように、背筋や胸など上半身から姿勢を決めてつくっていこうとすると、かならず上半身を緊張させます。

正しい姿勢をつくりたければ、上半身ではなく、下半身から決めていくクセづけが重要です。

実は、具体的な正しい姿勢のつくり方は第2章の「エクササイズ前の準備」（62～65ページ参照）でご紹介しています。

まず、「立ってエクササイズをおこなうときの姿勢」（62ページ参照）をとります。

かかとにグッと力を入れて立ち、足底からひざ裏、太もも裏にかけてのL字ラインを意識した立ち方です。このラインが完成したとき、下半身の抗重力筋はしっかり使われています。つまり立っているだけで重力に抗う筋肉、抗重力筋が鍛えられているのです。

このとき、足の親指以外の4本の指をまっすぐ前に向けましょう。こうすると、左右の小指が平行になり、両足底に全身の重みが均等にかかります。

L字ラインをつくってかかと重心で立つことができたら、次に、しっぽ振り（64ページ参照）をおこないましょう。尾骨を振って恥骨を前に出したら、傾いていた骨盤が立ってまっすぐになるので、お腹まわりの筋肉が正しく働くようになります。

最後に、ヘソ引き・ヘソ上げ（65ページ参照）をおこないます。すると、腹直筋が引き上がりお腹がさらに引っ込み、胸郭が上がってウエストと骨盤の間にくびれのためのスペースができるはずです。

このように下半身から姿勢を決めていくと、足元がしっかりと大地をとらえて安定し、体幹もキープできます。大事なのは、上半身には決して力を入れないこと。上半身は柳のようにしなやかな状態を保っておくのです。すると、前首や前肩にならずにすみますし、また、たとえ首や肩が前に出ても、下半身がしっかりと安定していますので、力むことなく自在に修正できます。

ヘソ引き・ヘソ上げ、そして座る!

座るときも、立つときと同様に、少し意識を変え、ちょっと動きを工夫するだけでくびれをつくることができます。

くびれに必要な座り方のポイントは、ヘソ引き・ヘソ上げと、足底にグッと力を入れることです。順を追ってご説明していきましょう。

座る前に意識したいのが、正しい立ち方でもご紹介した「ヘソ引き・ヘソ上げ」(第2章65ページ参照)。

かならず、これをしてから座るように意識しましょう。すると、座ったときにも上半身が地面に対して垂直になるために、下腹を出さないですみます。

そして、椅子には浅めに腰かけます。こうすることで、ヘソ引き・ヘソ上げでつくった姿勢を保ちやすくなります。オフィスの椅子でも、電車の座席でも、ソファでも、「まずはヘソを引いて、ヘソを上げてから浅めに座る」を習慣にしてください。

お腹が出たまま座っていたら立ち上がって座り直してみてください。

次に、足底にグッと力を入れます。

足底といっても、足の裏全部にべったりと力を入れるのではありません。ハイヒールを履いているように、つま先に力を入れる「ヒール脚」がおすすめです。オフィスでの長時間のデスクワークで、座りっぱなしのときなど、ぜひ実践してください。

やり方は簡単。まず、ひざから下の脚が床に対して90度になるように足を置きます。そこから、高めのハイヒールを履いているつもりで、かかとを10センチほど上げるのです。脚が疲れてきたら、片脚だけ下げてもかまいません。ただし、どちらかいっぽうはかならずヒール脚をキープします。脚を下げるときは左右交互にしましょう。

かかとを上げると、足首の関節や股関節の詰まりや歪みを予防できますし、また、足首にクッと力が入ることで、お腹も引っ込みます。足底に意識が入ると上半身の力みも抜け、軽くなっていきます。オフィスでデスクワークをするときは、ヒール脚で

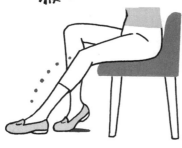

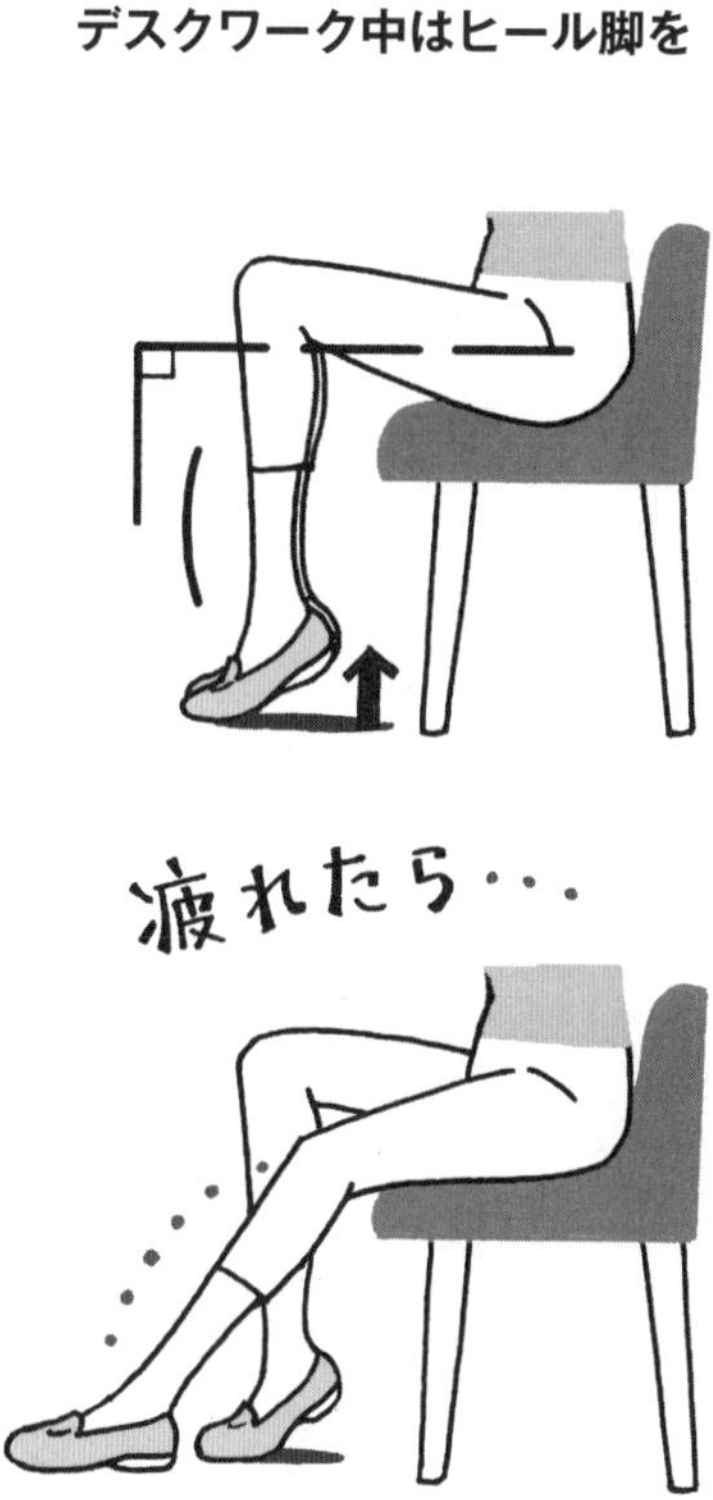

座るクセをつけましょう。ヒール脚では太ももが見えやすいので、気になる方はひざ掛けを使ってください。また、床にマットを敷いて靴を脱ぐのもおすすめです。

電車の中では、他人の目もあるので、ヒール脚は封印して、足底を床につけて座ってOKです。ただ、左右の親指と、左右の内くるぶしをくっつけ、さらに、左右のふくらはぎをくっつけて座ることを意識してください。ひざから下をくっつけることで、恥骨が前に出るため、お腹が出なくてすみます。これもくびれに一役買う座り方です。

こうしてそろえた脚を、隣の席の人の邪魔にならない程度にすっと横に出すと、脚が細く、長く、美しく見えます。

なお、左右のひざを無理にくっつけて座ろうとする人がいますが、これはNG。これをすると、太ももの前面に力が入り、股関節が歪んで骨盤が横広がりになり、さらには、腰や肩まで緊張してしまいます。

腰に力が入ればお腹が出てしまいますし、肩を緊張させれば肩甲骨が上がって、胸郭が下がり、くびれがなくなるだけでなく、全身のボディバランスが崩れます。

自宅のソファでくつろぐときも、ちょっと意識を変えて座るだけで、体のバランスはガラリと変わります。ソファでは、クッションをうまく活用しましょう。

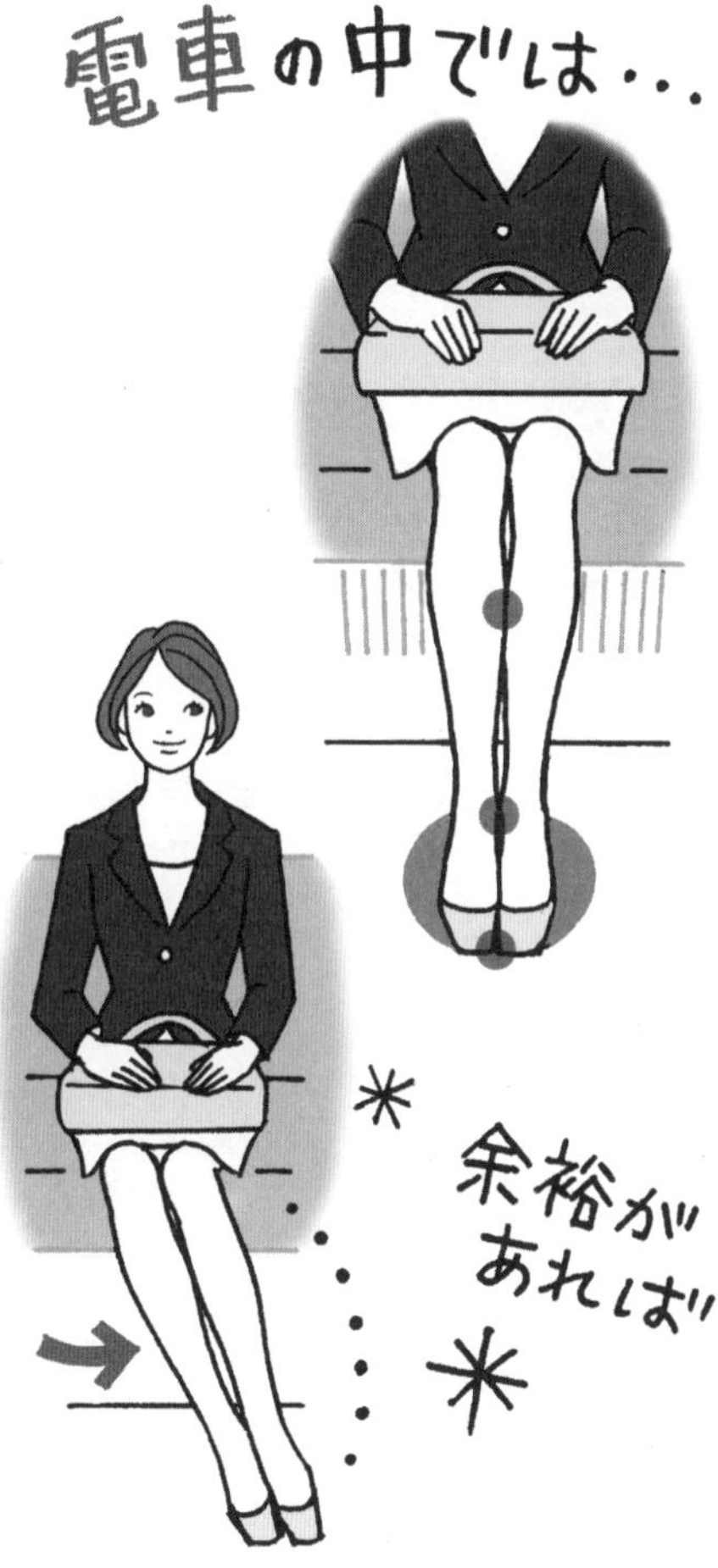

ソファでの座り方

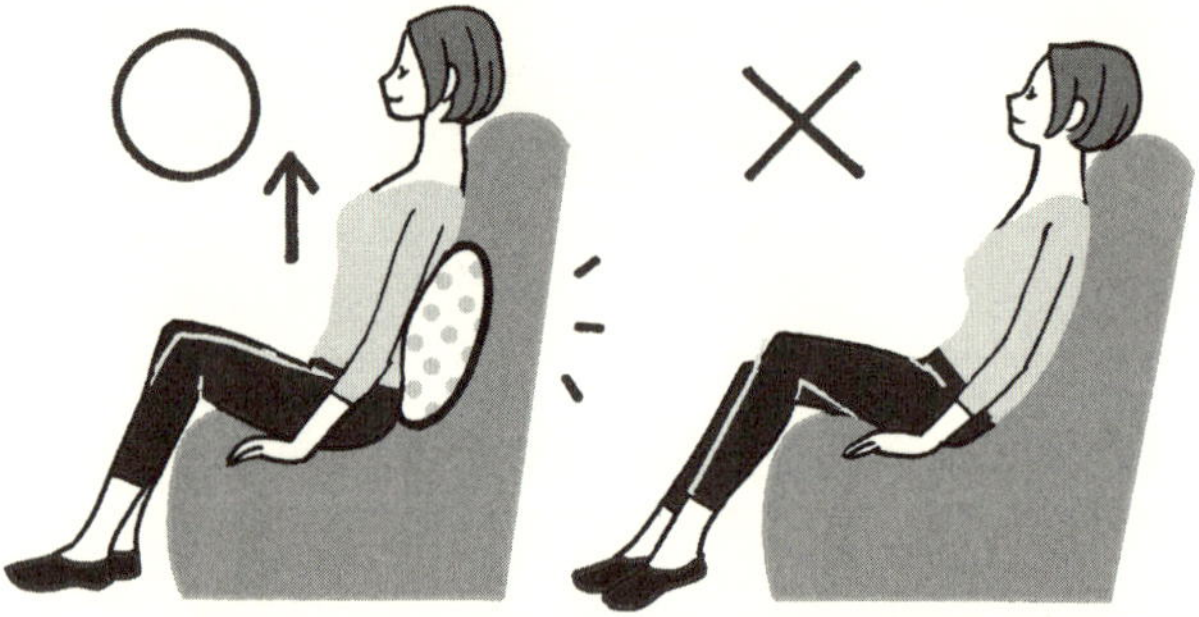

ソファの背に腰をあて、どっかりと座ると、背中が曲がり、背中や骨盤が傾いた姿勢になってしまいます。ソファの背もたれと背中の間にクッションを入れ、胸面を上げて背面を下げるようにしてクッションに寄りかかりましょう。胸が広く開き肩甲骨が中央に寄ると、胸骨、そして胸郭が上がるので、背中はゆったりとリラックスできます。

また、この座り方をすることで、恥骨も引き上げられて前に出て、骨盤が立ちます。その結果、猫背や出尻になるのを防げるのです。

この座り方は、ボディバランスによいだけではありません。しっかりリラックスできる体勢ですから、体中の筋肉や骨からホルモンが分泌されやすくなり、骨や筋肉を休めることができます。

お風呂に入るときも、重力のかからないお湯の中にいるおかげで、体が軽くなりリラックスできます。お風呂でもクッションを背にあてて座るときのように胸を大きく開いてお湯につかると、より全身をリラックスさせることができるのです。

起き上がり方、布団の入り方でも「お腹」は変わる

あなたは朝、目が覚めたら、どのように起き上がっていますか。

目覚ましに驚き、急いでガバッと、背中を丸めた姿勢のまま、上半身から起き上がっていませんか? これが毎日続くと上半身に無駄な力が入り、背中が丸くなるクセがつき、前首・前肩の猫背体形ができあがってしまいます。

では、寝るときはどうでしょう。

布団やベッドに両手をついてどっかりと入り、そのままコロンとあお向けになって寝ていませんか。

クマさんみたいなこの寝方でも、肩に力が入り、前首・前肩になってしまいますので、くびれができづらく、ぽっこりお腹の原因になります。

「そんな大げさな……、朝夕たった2回の動作なのに？」と、思った方もいるかもしれません。

ただ、1年365日、毎日このように起き上がったり、寝たりといったことをくり返していれば、それは体に染みついたクセとなり、そのクセが股関節や骨盤、肩関節を固め、姿勢の悪い下腹の出た、寸胴体形をつくりあげるのです。

毎日のことだからこそ、正しい起き上がり方、布団への入り方を心がけましょう。

ふたつに共通しているのが「下半身を意識する」ということです。

「下半身で起きる、寝る」は、鉄則です。

起き上がるときは、イラストのように、まず足を横に倒して、足に力を入れて起き上がります。また、横になるときも、布団やベッドに腰を下ろして、足から布団なり

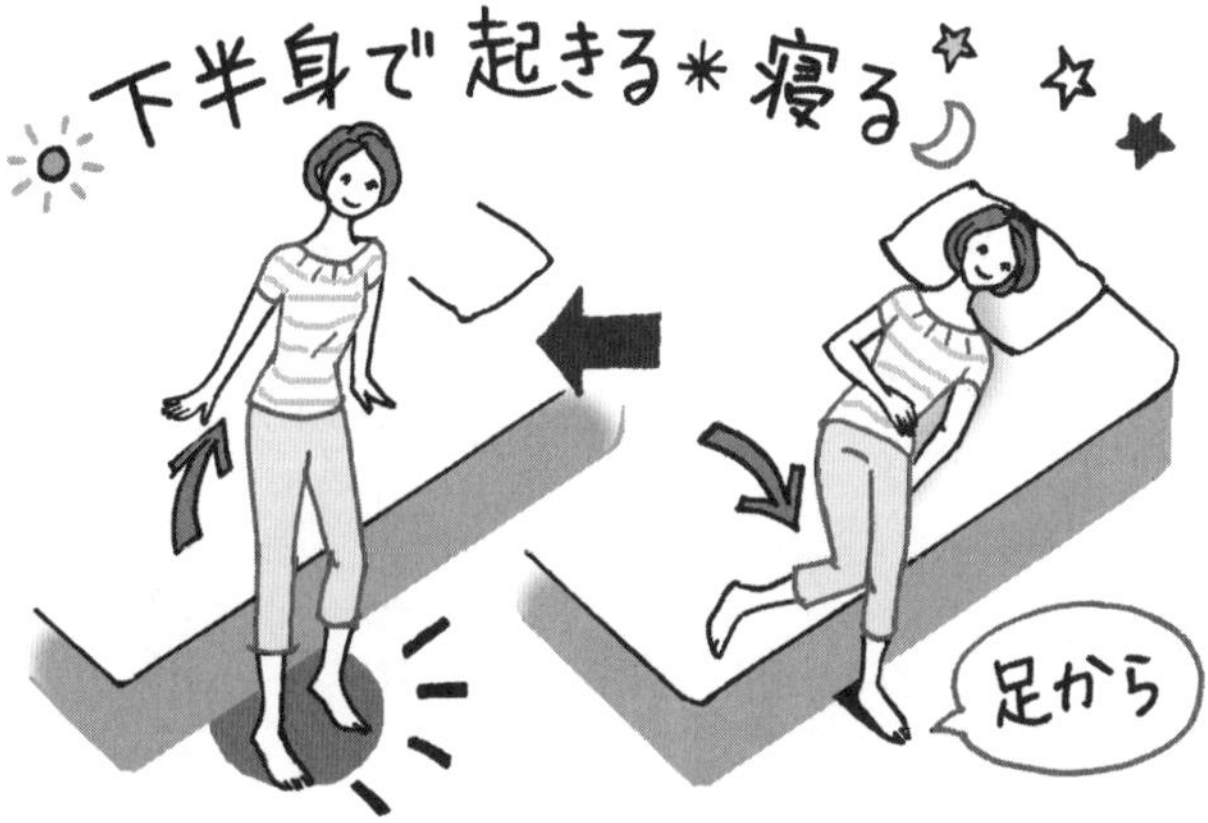

ベッドなりに入ると、女性らしい所作になり、しなやかな体ができあがります。

脚を美しく使うことで下半身の抗重力筋が働き、グッとお腹が引っ込みます。

「脚を美しく」を普段から意識すると、寸胴体形やぽっこりお腹を防げるのです。

意識を入れるのは下半身の脚と上半身の胸面。背中は力を抜き、そして、のちほど説明しますが、指や手を女らしく使う。手の甲に力を入れない。

くびれを手に入れたかったら、このことをしっかりと頭に刻んでおきましょう。

台所仕事は、寸胴体形をつくりやすい⁉

毎日の料理や台所仕事も、へたをすると、お腹まわりを太らせてしまいます。頑張って家事をして、くびれが消えていくのでは悲しすぎますね。寸胴体形をつくらない台所仕事の方法を身につけましょう。

まず大切なのは、調理台の高さです。低すぎる調理台で包丁を使うと、前首・前肩となり、背中が丸くなりますし、高すぎれば、手を高い位置まで上げて切らなければならないので、あごが上がります。

いずれの場合も、首と肩に力が入ってしまい、疲れやすい上に、胸郭が下がるために、くびれを遠ざけることになります。

手とひじを結んだラインが床と平行になる高さで包丁を使うことができれば、肩にも首にも負担がかからず、理想的です。調理台が低すぎる場合は、ちょうどよくなる高さの台の上にまな板をのせ、高すぎる場合は、床に踏み台を置いてその上に乗るなどして、高さの調整をしましょう。

料理は味をみなければならないということもあり、ただでさえ太りやすい家事です。せめて、正しい姿勢で包丁を使うことを心がけたいですね。また、もし、座ってできる仕事があるならば、座っておこないましょう。長時間、同じ姿勢は禁物です。

なお、まな板に対して真正面ではなく、45度の角度に立つほうが切りやすいという方もいらっしゃいます。その場合は、右45度で切ったら、次は左45度に構えるというように、左右均等に体を使うことが大切です。

また、料理中も「正しい立ち方」を忘れないこと。作業に夢中になり、下半身への意識とヘソ引き・ヘソ上げを忘れないでください。

くびれに欠かせない「下着選び」

ウエストのくびれをつくりたかったら、下着にも気を使いましょう。

まずは、ブラジャーから。今、流行っているのは、生地がやわらかくて、あまり締めつけることのないタイプ。

でも、このタイプのブラは、いくらラクであっても、ウエストを太くしかねないのです。つけていてラクチンということは、それだけ固定力が弱いということ。アンダーバストからバストの肉が落ちてきて、ウエストが太くなる恐れが。

くびれをつくりたかったら、アンダーバストをきちんと支えられ、しかも苦しくなく、バストの肉が落ちてこないような立体ブラを選びましょう。また、バストを強調するパットつきのブラではバストが押されて散ってしまい、美バストはできないので要注意です。

次に気を配りたいのが、ショーツです。

もしあなたが、鼠径部《そけいぶ》をゴムで締めつけるショーツを持っているなら、今すぐ捨ててください。このようなショーツは鼠径部の血管を圧迫して、血流を止めているようなものです。脚がむくむ原因となりますし、健康にもよくありません。何より、くびれづくりを阻《はば》みます。

鼠径部の下には、骨盤の腸骨筋（51ページ参照）が縦に伸びていますが、この腸骨筋がゴムで締めつけられて、ゴムの部分だけくぼんでしまうのです。腸骨筋は骨盤を立たせ、姿勢を維持するための大切な抗重力筋です。その腸骨筋をくぼませることが、くびれづくりの障害となることはいうまでもありません。

しかも、まっすぐ縦に伸びるはずの腸骨筋の一部がくぼむと、くぼんだ部分からの脚の長さに見えるようになり、実際よりも脚が短く見えてしまうのです。

「その程度のことで、ウエストのくびれができづらくなったり、脚が短く見えたりするの？」「もったいない、せっかく買ったのに」と思う気持ちはわかりますが、このような「簡単に思えること」で、本当にくびれはできづらくなってしまいます。

1日24時間、鼠径部を毎日毎日、締めつけて、腸骨筋を圧迫し続けるのです。

下着選びで体形が変わる！

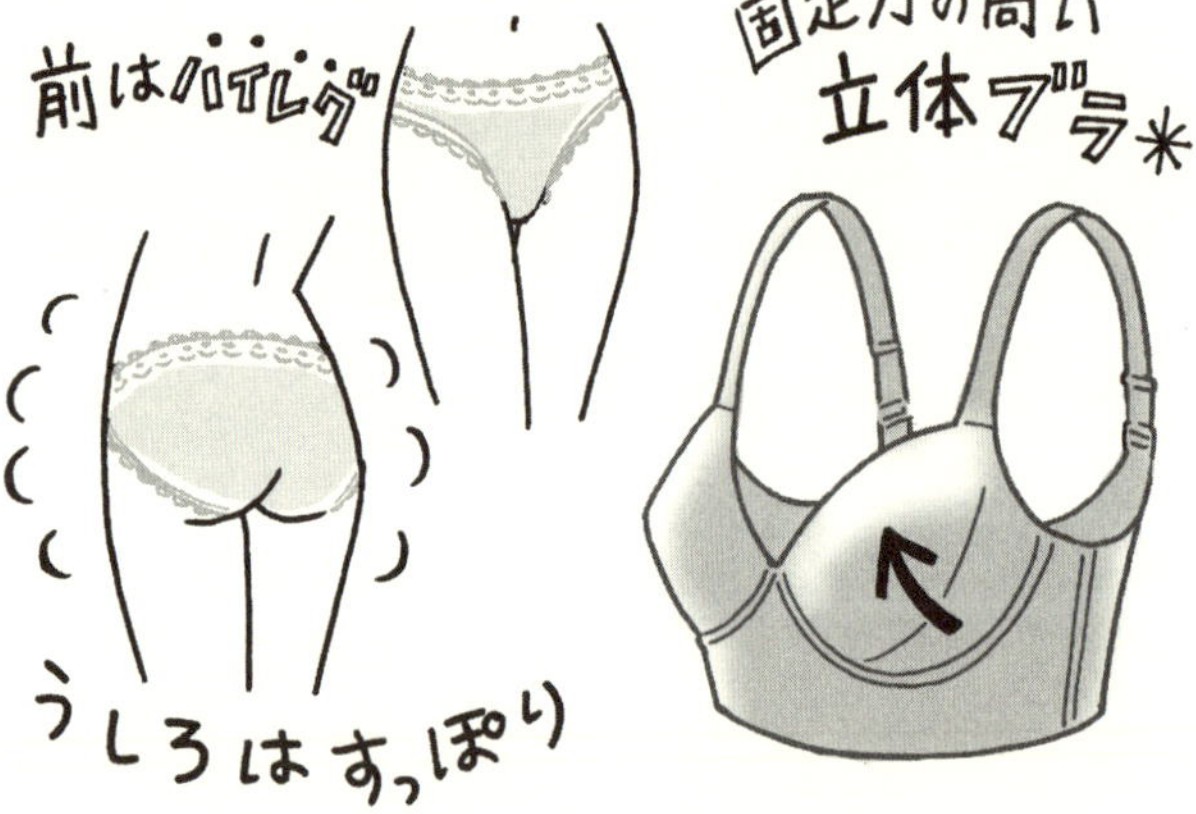

腸骨筋のくぼみは少しずつ少しずつ深くなり、腸骨筋の抗重力筋としての機能が徐々に失われて骨盤が歪むのです。

するとお尻も下がり、横広がりの「ピーマン尻」や、下にだらんと垂れ気味の「洋梨尻」の原因になります。

おすすめのショーツは「前だけハイレグ」タイプのものです。

前がハイレグになっていれば、鼠径部を締めつけずにすみます。でも、後ろ部分はローレグになっていてお尻の丸みをしっかり包んでくれるショーツがおすすめです。

何を着たいかより、何を着るか

くびれができて、下腹のぽっこりも引っ込んだら、ウエストシェイプした洋服を着よう……。そう楽しみにしているあなた、それでは遅すぎます。

まずは今すぐ、お腹まわりをふんわり隠しているトップスを、パンツかスカートの中に入れてください。

すると、子どものような寸胴のウエストと、ぽっこりお腹が露《あら》わになります。いたたまれない気持ちになるでしょうが、このことが大切なのです。

「恥ずかしいな、みっともないな」と感じるからこそ、「このお腹の肉をとろう、ウエストを細くしよう」という、強い気持ちがわいてくるのです。ふんわりチュニックで体形を隠していては、本気度がなかなか上がってきません。

最近は、ウエスト部分にゴムが入っているパンツやスカートも多くありますね。これらはたしかにラクですが、もしウエストにくびれをつくりたかったら、ゴムではなく、伸び縮みしないウエストベルトつきのパンツやスカートをはくことです。それだけで、ウエストのサイズは確実にダウンします。

その程度のことで変わるのかなあ……。変わります。ウエストを締めない洋服が流行りだすと、モデルのウエストがじきに太くなるのは有名な話。その反対もまた、真理なのです。

また、流行にもよりますが、太いベルトでウエストをキュッと締めるスタイルも、ウエストにくびれをつくるよい服装です。スカーレット・オハラのコルセットといわないまでも、太いベルトはウエストを細くする最強の小物なのです。

ベルトに限らず、太いリボンを締めても、ウエストを細くする効果があります。

ウエストだけではなく、その下の骨盤に太ベルトを強めに締めると、下腹のぽっこりを押さえられます。また、骨盤をサポートして立たせることができるため、連動するように胸郭が上がり、肋骨広がりを防ぎます。お腹を締めているので、空気お腹や骨盤の歪みクセも改善され、お腹太りにならなくなるのもうれしいですね。そして何より疲れにくく、颯爽《さっそう》と歩ける体ができあがります。

ベルトを上手に使えば、体が変わることはもちろん、おしゃれ上級者にもなれます。いろいろ工夫しながら楽しみたいものですね。

手や指はやわらかに、しなやかに動かす

くびれをつくるには、つねに指先や手が美しく動かせているかを意識することが重要です。

美しい指や手の動きの基本形は、第２章89ページでご紹介した法輪《ほうりん》キツネの手。親指の爪を中指の第一関節にくっつけ、その他の指はしっかりと伸ばせば完成です。この形のまま、手首を返してみてください。

また、親指をそっと、添わせるように手のひらにつけ、他の指はそろえた状態から少し反らせる「反り手」の練習もしてみましょう。

どちらの手も、どの角度にしても美しく見えるでしょう。

髪やイヤリングなどにちょっとふれるときにも、ひざやテーブルの上に手をのせるときにも、この「法輪キツネの手」や「反り手」のやわらかな表情を意識しましょう。

すると、このしぐさを体が少しずつ覚えていき、やがて「いいクセ」として定着します。その過程で、硬かった指の関節も徐々にほぐれてきて、それにつれて、指、つづいて手首、そしてひじ、肩、肩甲骨……と、それぞれの関節も徐々にほぐれていくはずです。

指先という末端の小さな関節からほぐしはじめることで、肩関節や肩甲骨という体の中央部の大きな関節までもほぐすことができ、さらには骨に連動する肩甲骨まわりの筋肉もほぐせます。この日常のよいクセが、胸郭アップとウエストのくびれづくりにつながるのです。

きれいにマニキュアをした指先には、「法輪キツネの手」や「反り手」のしなやかで、優雅な動きが似合います。

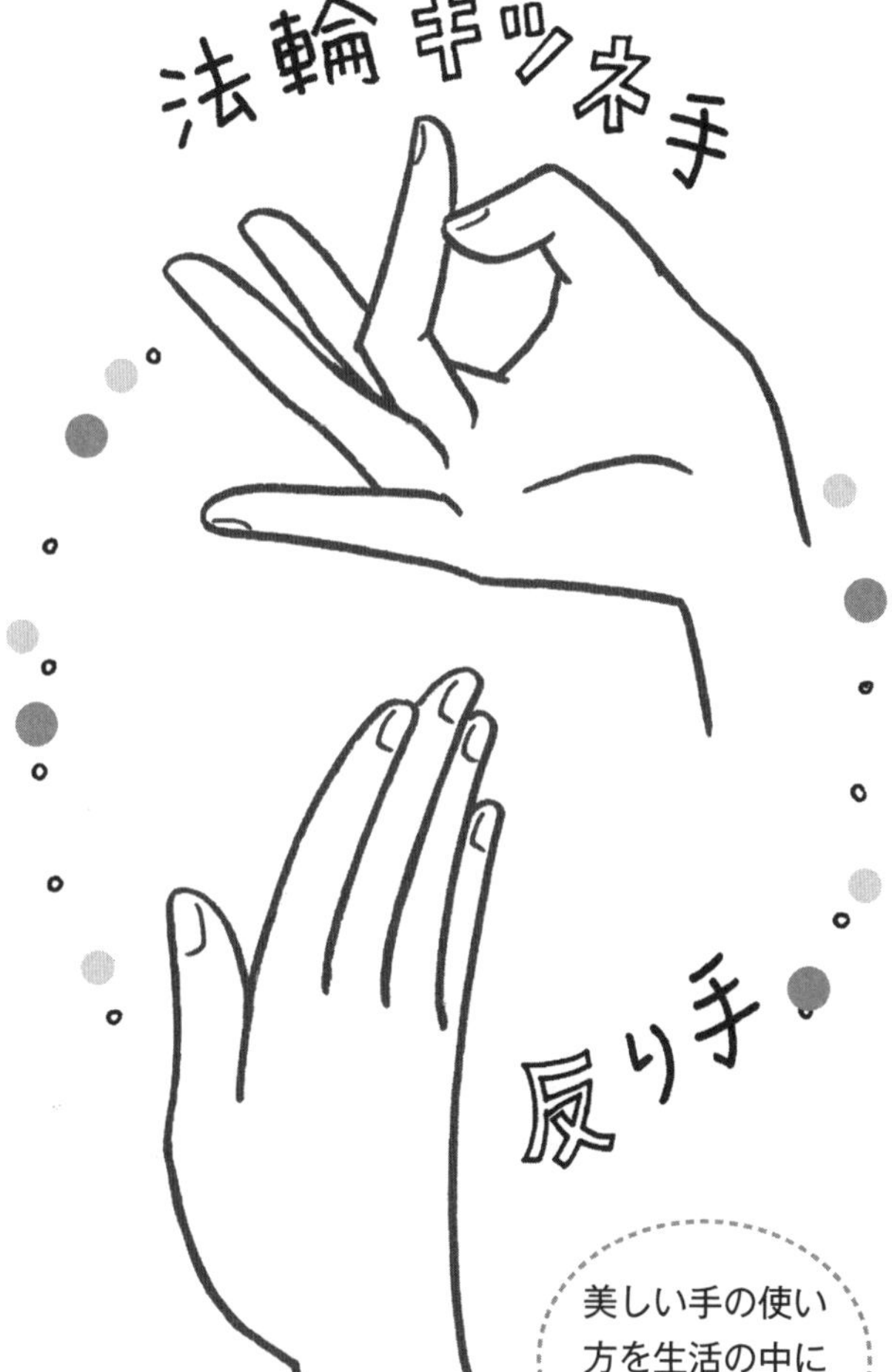

美しい手の使い方を生活の中に取り入れて！

くびれに関係していた⁉　笑顔の回数

エクササイズを熱心におこなっても、くびれが早くできる人と、なかなかできない人がいます。この差は、「口角を上げて、ニッコリと笑う」頻度が多いか否かに関係しているかもしれません。

ニッコリとほほ笑むと、首、肩、背中の緊張がほぐれて、胸が開きやすくなります。ためしに、口をムッと閉じてから、ニッコリしてみてください。ニッコリしたとたんに、首の後ろの緊張がふっとほぐれて、肩や背中からも力が抜けて、そして、胸が自然と開くのを感じたことでしょう。

胸が開けば、胸郭が上がりますので、ウエストがくびれて、お腹も引っ込みやすくなります。ですから、ウエストのくびれと美しく理想的なお腹を手に入れたいのなら、ぜひとも笑顔の回数を増やしましょう。

友だちや恋人とおしゃべりしているときも、楽しい話題を積極的に見つけて、笑顔の数を増やし、ひとりで歩いているときにも、うれしかったことなどを思い出せば、自然と口元がほころぶはずです。ただし、下半身を正しておへソを引いて上げる「胸郭上げスタイル」も忘れずに。

口角を上げる動作によって、筋肉の動きでホルモンが出て、脳に伝わります。すると脳がそれに反応し、短い時間にしろ、明るい気分になることもわかっています。

下を向いてうつむき加減でニッコリしても、効果は出ません。前首・前肩では胸は開きませんし、胸郭も上がらないからです。

話をするときも、そして、ニッコリほほ笑むときも、顔を上げて、首をスッと伸ばして、胸を広げましょう。

「胸襟《きょうきん》を開く」という言葉もあるほどで、胸を広げることは、相手を受け入れていることになります。

逆に相手にマイナスイメージを与えかねないのが、いかり肩。くびれができると、いかり肩も直ってくるので、エクササイズと日々の習慣に心を配りましょう。

話し方を少し意識するだけで、ボディラインが変わる！

声や話し方の調子もくびれに関係します。筋肉がよい状態の人は声もメリハリがあり、きれいなものです。

ウエストをほっそりさせたかったら、明るくて、少し高めの声でハキハキと元気よく話すとよいでしょう。高めの声で、元気よく話すときは、声帯を回数多く振動させるので、首にある、声帯まわりの筋肉がしっかり収縮します。

また、高い声で話すと脊柱起立筋群や腹直筋といった抗重力筋が刺激されます。高く明るい声を出して、元気よく話すことは、抗重力筋の鍛錬《たんれん》に役立つのです。

そして、抗重力筋が発達すれば、まわりまわって胸郭が引き上げられ、ウエストのくびれもできやすくなります。まずは、明るい「あいさつ」を心がけることをおすすめします。いつでもどこでも、明るく「あいさつ」をあきずにいつもさきにつづけてすることで、自然と明るい話し方、くびれができやすい話し方に変わってきます。

第4章

くびれができると全身が変わる!

くびれがある人は老けない、太らない

ウエストにくびれができたということは、胸郭矯正によって背骨と骨盤が整えられて、正しい姿勢が保てるようになったことの証です。

人は正しい姿勢を手に入れたとき、全身が美しく変わります。なぜなら、正しい姿勢を保つことの効果は、ウエストや下腹以外の、脚やお尻や首や背中や顔などにも次々に波及していくからです。

体はそれぞれの部分がすべてつながっています。たがいに連携し、連動しながら全体として機能しているのです。ですから、どこか1カ所でも直して整えたら、他の部分も次々といい方向へ向かうのです。

実際、私のところにきてくださっている生徒さんたちでも、くびれづくりを目的にレッスンに通われたのに、くびれを手に入れられたときには、脚まで細くなっていたり、お尻が上がっていたり、首が長くなっていたり、小顔になっていたり……。全身

が驚くほど変わっている。そのようなことが、ごく普通に起きているのです。

また、くびれを手に入れることで得られるのは、美しさだけではありません。ウエストがくびれると、当然ですが健康にもなれるのです。

胸郭矯正によって関節の詰まりや歪みが解消されて、血液やリンパの流れがよくなり、また、肺活量が多くなることが、健康になる大きな要因です。

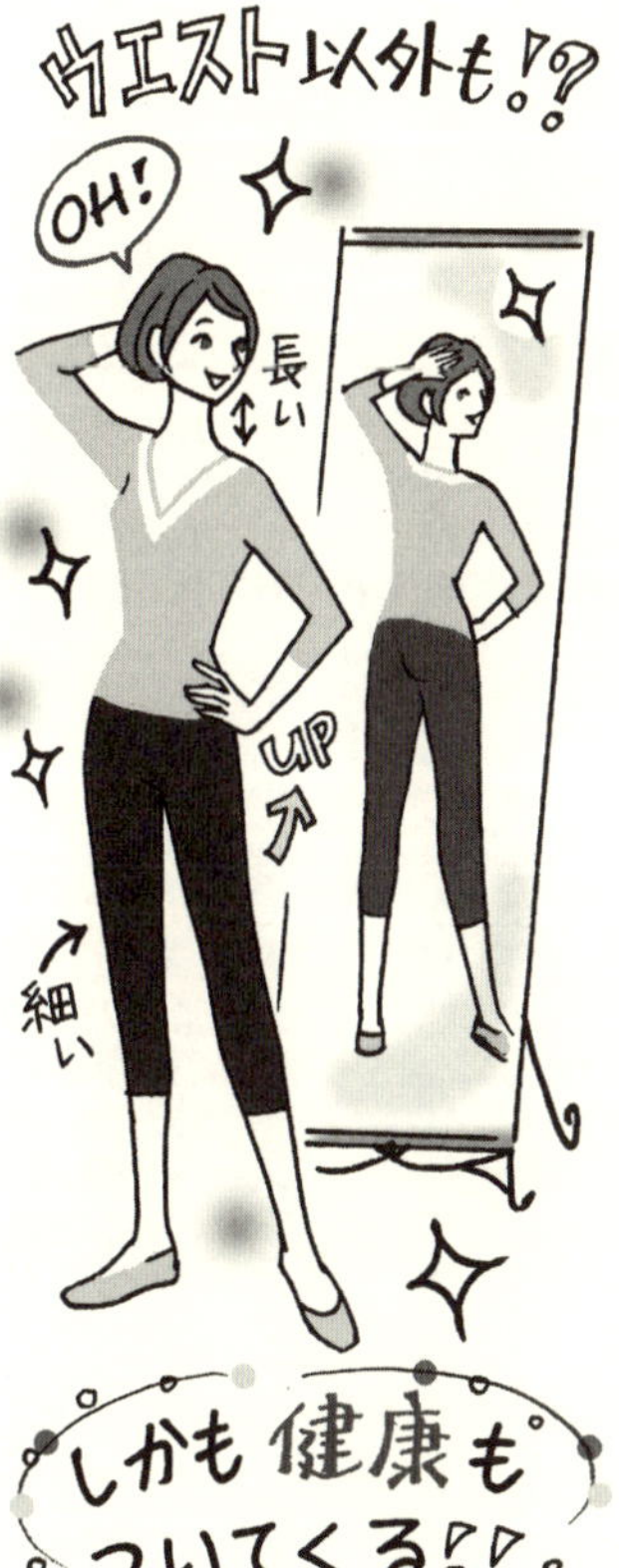
ウエスト以外も!?
OH!
長い
UP
細い
しかも 健康も
ついてくる!!

そもそも、ウエストのくびれは、美容と健康を保つための要といえます。

二本脚で立っている私たちは、数多くの抗重力筋の働きのおかげで、内臓が引き上げられているとはいえ、それでも体の不調や仕事による体への負担などで、内臓が落ちてくることもあります。でも、万一落ちてきても、ウエストがくびれていれば、ウエストよりも下へ落ちないですむわけです。

健康な体では、ウエストにくびれがあることが自然な状態です。つまり、胸郭矯正によってウエストがくびれたことは、それ自体が自然で、健康な体に戻れたことの証にほかなりません。

健康になれば、肌も透明感が増して、つややかに輝きだすでしょう。

ウエストのくびれは、美しさと元気をつくる源なのです。

骨格が変われば、自分史上最高の脚になる

ウエストにくびれができたら、脚も細くなります。

サロンに来てくださる方や、街で歩いている方を見て思うのは、「皆、自分の脚を最大限まで細くできていない」ということです。

本当の脚はもっと細いのに、姿勢や生活習慣のせいで、本来の脚の細さを体現できていない方が多々いらっしゃいます。

実際、骨格矯正をすることで、脚が見違えるほど細くなった方々を私は何人も見てきました。

脚が太くなるのは、胸郭が下がっている、背骨が曲がっているなどの理由で、上半身の重みを体がうまく支えられず、脚に過重な負担がかかってしまうためです。

脚に負担がかかりすぎれば、股関節やひざ関節、足首関節などに関節詰まりや歪みが生じます。

歪んだ関節を保護しようと、太ももやふくらはぎの筋肉は、セルライト混じりの硬く、太くて伸縮しにくい、脂肪まじりの筋肉に変わってしまうのです。

そのため、特に太ももの前面が、前方へ盛り上がるように太くなり、また、ひざから下のふくらはぎも硬く太くなり、足首まで太くなってしまいます。

ところが、胸郭を矯正し、脊柱起立筋群などの抗重力筋が本来の伸縮自由なしなやかさを取り戻せば、上半身をしっかりと支えられるようになります。

すると、脚にかかる負荷も軽減され、脚がみるみる細くなっていくのです。

さらに、くびれづくりでは、胸郭矯正と同時に「土台」である下半身も整えます。

すると、骨盤を支えている腸腰筋や腹直筋がしなやかな縦筋に変わり、傾いていた骨盤がまっすぐに立ち、歪みのあった股関節が正しい位置に変わります。

歪みや傾きのない骨盤と股関節は、復活した腸腰筋や腹直筋と共に、上半身の重みをしっかり支えてくれるのです。

上半身が軽くなっている上に、下半身をサポートする筋肉の力が増すわけですから、両脚にかかる負荷は劇的に軽減されます。

そうなれば、脚の関節の詰まりや歪みも自然に解消されますので、歪みを防ぐためにできたガチガチに固まった余分なセルライトはもはや必要ありません。

上半身からの負荷がなくなり、歪みがなくなった脚からは必要がなくなったセルラ

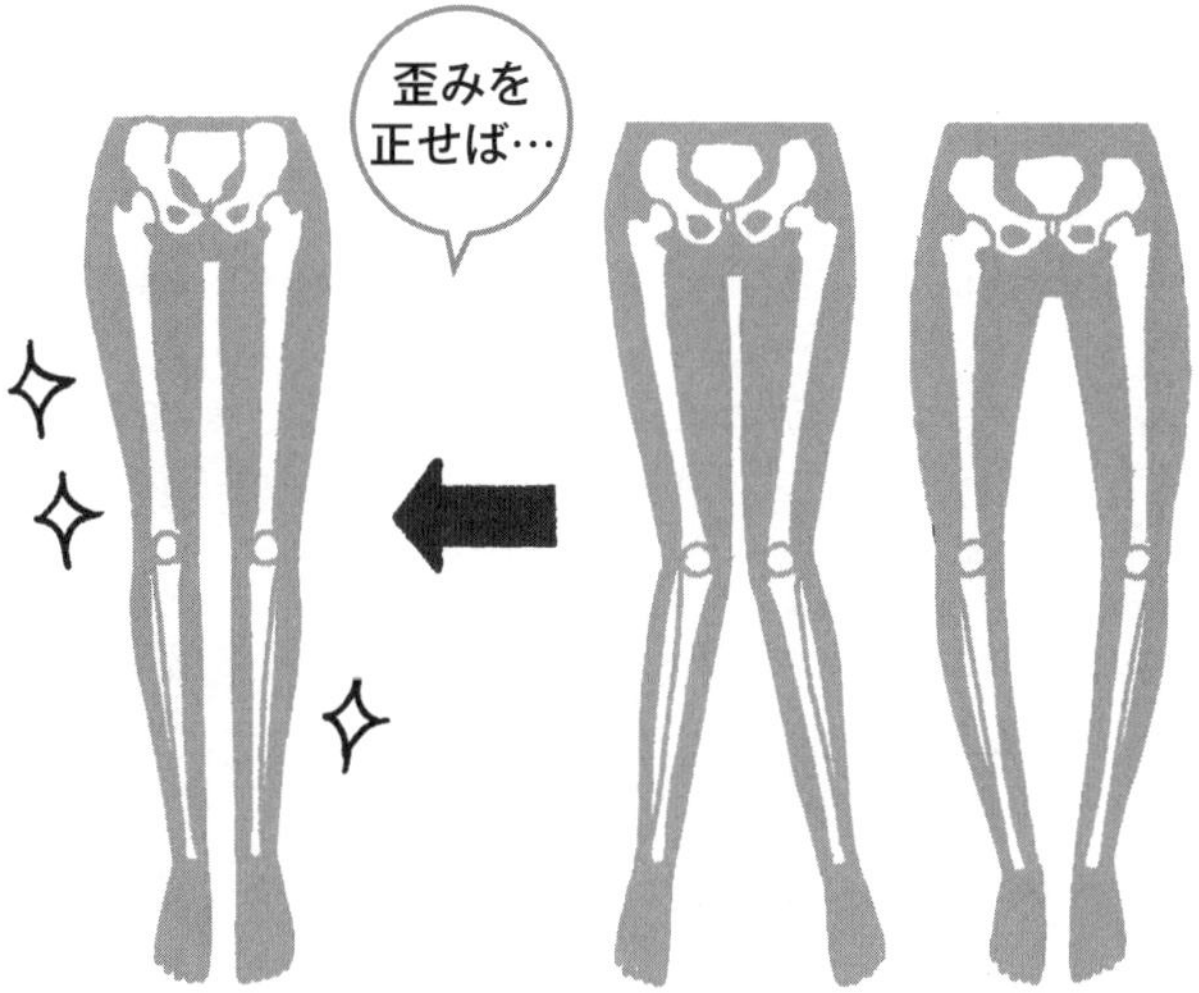

まっすぐ美しい脚に！　X脚　O脚

イトが抜けていき、あとに残るのは、伸縮するしなやかな筋肉だけになるのです。

　こうなれば、太ももの前面も、ふくらはぎも不思議にほっそりしてきます。

　ちなみに、関節詰まりや歪みが解消されると、血液やリンパの流れもよくなるので、むくみや冷え、伸縮しない筋肉の中にできる血管の静脈瘤《じょうみゃくりゅう》も改善されていきます。


　骨盤や股関節の歪みが正されれば、O脚やX脚が矯正されて、脚はまっすぐに美しく伸びるのです。

長い首ときれいなデコルテを自慢できるようになります

首が短いのは、生まれつきだから仕方ない……。そうあきらめていませんか。第1章でお話ししたように、骨格は何歳からでも変えられます。たとえ今、首の長さに自信がなくても、骨格を変えることで、首は長く伸ばせるのです。ウエストがくびれたとき、首がスッと伸び、デコルテが美しくなり、いかり肩まで変わるのですから驚きです。

首が短くなるいちばんの原因は、前首・前肩の猫背体形です。

首は、5キログラムもある頭蓋骨の重さを真っ先に受け止めて、支えています。背骨の上部の頸椎のまわりの胸鎖乳突筋や後頸筋などの筋肉でしっかり頭の重さを受け止めているのです。

前首にならず、首がまっすぐに伸びて、その上に頭蓋骨が正しくのっていれば、頸

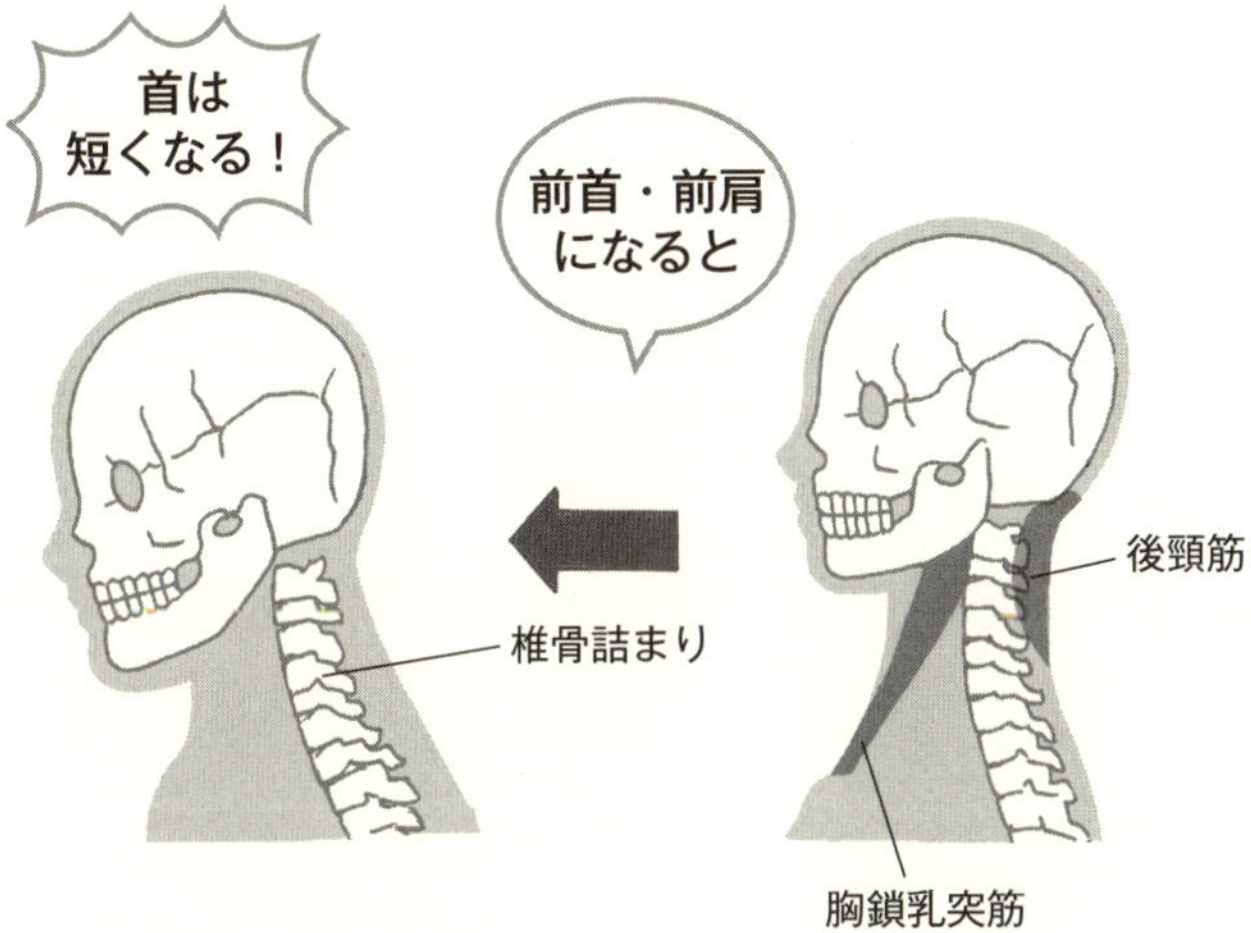

椎への負担は最小限に抑えられます。しかし、頭やあごが前に出てしまうと、頭蓋骨の重さを支えきれずに頸椎が上から圧迫されて、首の骨の椎骨詰まりを起こしてしまうのです。

すると頸椎詰まりを防ごうと肩や二の腕が硬く太く盛り上がって、鎖骨が外側に向かって上がり、いわゆるいかり肩ができあがります。

さらに、首の椎骨が下がって短くなると、まわりの皮膚はたるんで首のシワがルーズソックスのように深くなります。首が詰まって下がると肩も上がり、首がどんどんうもれてきます。

また、首には、鎖骨から側頭部にかけて胸鎖乳突筋という抗重力筋が走っています。肩を上げ、首を縮ませていると、この胸鎖乳突筋がゆるんでサポート力を失い、頸椎はさらに詰まっていくのです。

すると、首詰まりをおこさないよう肩の僧帽筋（34ページ参照）もますます発達して盛り上がり、その筋肉に連動するように肩甲骨も上へ上がってきます。

第1章でご説明した通り、肩や肩甲骨が上がると、逆に前側の筋肉は下がってしまうので、胸郭は前傾していきます。

前首・前肩だと、首が短くなり、胸郭も前下がりになっていかに損をしてしまうかわかっていただけたことでしょう。

くびれづくりの胸郭矯正で、この前首・前肩を改善すると、胸鎖乳突筋もしなやかな縦筋に変わり、首はしっかりと引き上げられます。

胸鎖乳突筋が抗重力筋としての役割をはたせるようになると、頭への血流もよくなり、美容面だけでなく肩こりや偏頭痛なども解消されます。

しかも、首のシワまで改善できるのです。

前首状態の人は、顔も首も、肌の血色が悪いものです。

私も以前は、首は顔とは違い、化粧もしていないし、また、洋服でおおわれてもいないため、日焼けなどが原因でにぶい茶黒になりやすいのだと考えていましたが、首がスッと伸びて長くなると、首や顔の色が胸元と同じような明るい肌色に変わってくることに気づいたのです。

また、首がスッと伸びて長くなると、胸元も美しく変わります。いかり肩が下がって、後ろへ引かれ、胸が開いて、鎖骨が出てくるのです。そして、その美しいデコルテから、長い首がまっすぐに誇らしげに伸びていたとしたら……。

バレリーナのような美しいデコルテがあなたのものになるのも、夢ではありません。

ウエストがくびれたら、顔も自然と小さくなる

小顔になるには、実は姿勢がとても大切です。

顔は首とつながっていて、ほとんど一体といっていいほどです。ですから、胸郭矯正で椎骨詰まりを解消し、前首・前肩を直すと、顔も引き締まってくるのです。

顔が大きくなる理由のひとつが、前首。前首になると、首まわりの血流が悪くなり、肩こりや顔のむくみの原因になります。

さらに首が前に傾いていると、下あごも前へ落ちてしまいます。すると、下あごのあたりにある顎二腹筋《がくにふくきん》や胸骨舌骨筋《きょうこつぜっこつきん》などの筋肉がゆるんでくるため、背面にある肩甲骨が上がって、前面にある顔は下がり、たるんでしまうのです。

また、首には頸動脈や内頸静脈といった、頭との間を行き来している主要な血管が走っていて、リンパ節もいくつも分布しています。

首が傾いていたり、肩に力が入っていたりすると、僧帽筋をはじめ首を支えている

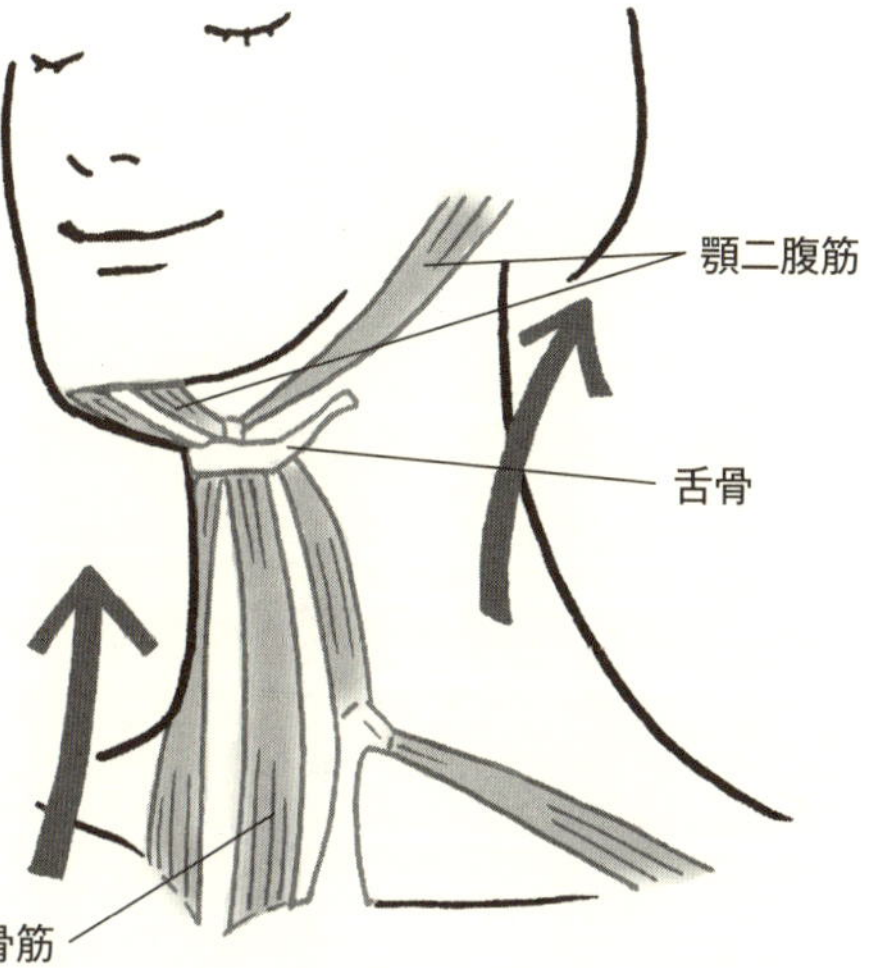

筋肉が硬くなって、血管やリンパ節を圧迫するため、血流やリンパの流れが悪くなり、顔がつねにむくんだ状態になるのです。むくみは、顔全体を膨張させて、大きくしてしまいます。

胸郭矯正によって、顔が大きくなる原因の前首・前肩が解消され、全身の縦筋が上に上がり姿勢が正されると、頭蓋骨は上に引き上がり、顔は小さく、シュッと引き締まるのです。

また、肩甲骨を下げて寄せることも、胸郭矯正のテーマでした。実は、下あごあたりにある筋肉と肩甲骨舌骨筋《ぜっこつきん》は肩甲骨に連動しているのです。

つまり、胸郭矯正によって肩甲骨が下がれば、肩甲骨と連結している下あごの筋肉が後ろに引かれて、フェイスラインは徐々に引き締まっていきます。すると、日本人に多い絶壁の頭蓋骨の形が変わり、それにつられて頬広顔《ほおびろ》もたまご型のすっきりした顔型に変わっていきます。また、同時に肩甲骨が下がれば、前面の顔の皮膚と筋肉は上がることになるので、その点からも顔はキュッと引き締められていくのです。

胸郭が上がってウエストがくびれた体形になると、頭の形まで変わり、シワも消えて若返るのです。

胸郭が上がると、お尻の位置まで高くなる!

年々お尻が大きくなって、しかも、垂れてくる……。

たるんだお尻に悩んでいる方は少なくないでしょう。お尻の悩みには、骨盤の歪みや傾きが大きく関係しています。

骨盤に重みがかかると…

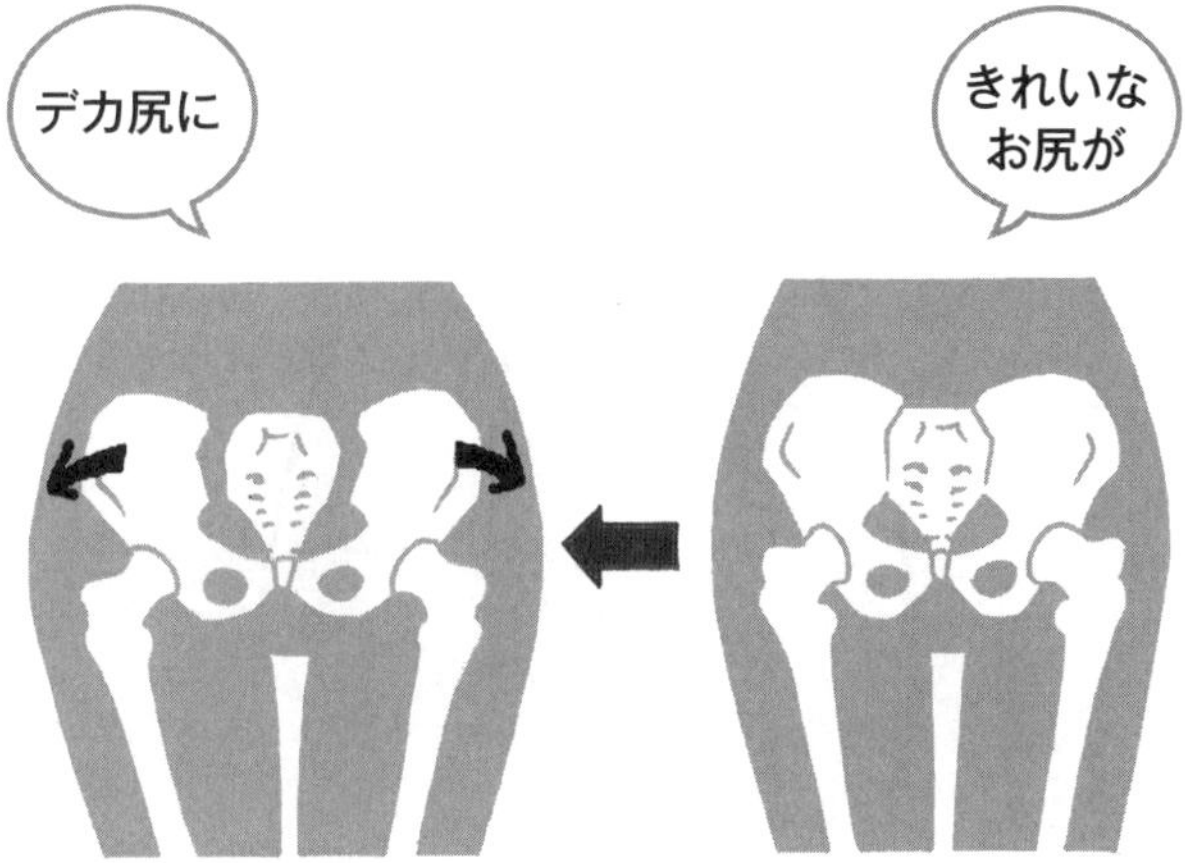

骨盤の前側にお腹、後ろ側にお尻があります。そのため、骨盤の動きにつれてお尻も動き、また、骨盤が歪んだり、傾いたりすれば、お尻はその影響を直接、受けることになるのです。

では、お尻はなぜ垂れたり、大きくなったりするのでしょうか。

背骨に添うように存在する脊柱起立筋群が衰えると、上半身をうまく支えられなくなるため、その重みは下半身にダイレクトに伝わります。

すると、上半身を支える骨盤の仙骨が沈み込んでゆるみ、横広がりになっていくのです。また、姿勢が悪いと、骨盤は前や後

お尻の代表的筋肉

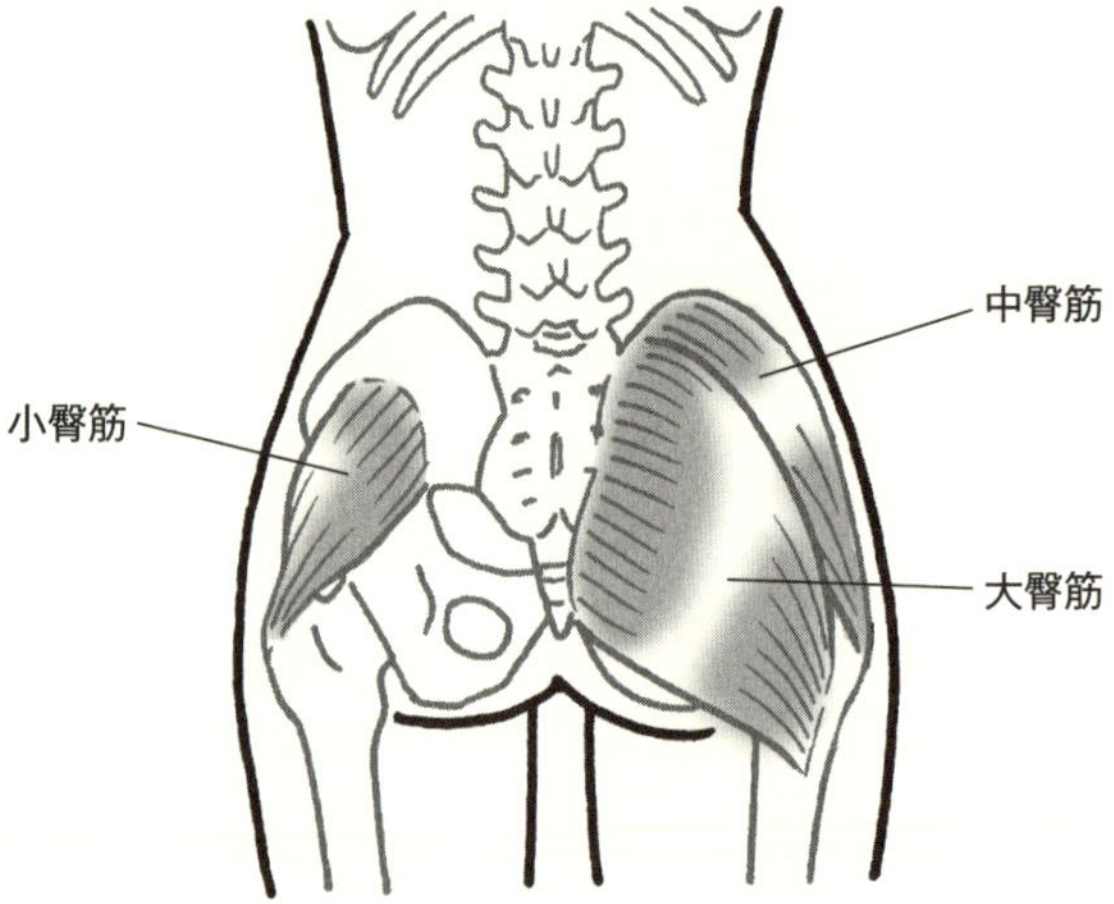

ろ、左右に傾いたり、歪んだりもします。

骨盤が沈み込めば、それに引っぱられるようにしてお尻の位置も下がり、垂れていきます。また、骨盤が横に広がれば、お尻は横広がりの骨盤にやはり引っぱられるようにして、横に広がり大きくなっていくのです。

丸く美しいお尻には、ほどよい量の脂肪が必要です。

お尻の脂肪は、座ったり寝たりしたときに、尾骨をはじめとする骨盤などの骨を守る「クッションのような役割」をはたすように、蓄積され、形づくられています。

しかし、骨盤の横広がりや背骨の落ち込

みがあると、お尻の脂肪や筋肉（小臀筋・中臀筋・大臀筋）は歪みや広がりを防ぐために、分厚く広く発達して重さが増え、下がっていくのです。骨盤を守るお尻の筋肉が発達しすぎると股関節にも負荷がかかり、股関節まわりの筋肉を固まらせていくことにもなります。

お尻下がりはお尻をだらしなく見せるだけでなく、股関節やその下の脚の関節を硬くすることにもつながるのです。

胸郭矯正をすると、この負の連鎖も断ち切れます。

上半身では脊柱起立筋群の筋肉をしなやかに変え、下半身では足底から歪みを整えることで、骨盤への負荷が軽減されるのです。その結果、沈みこんで、横広がりになっていた骨盤は立ち、中央に向かって引き締まります。

骨盤が立ち、引き締まるにつれて、お尻もそれに引かれるかたちで位置が上がり、横広がりも解消されていきます。

その上、小臀筋、中臀筋、大臀筋からは、骨盤を守るためにガチガチにくっついていた不要なセルライトが抜けていきますので、お尻は目に見えて形よくサイズダウンしてくるでしょう。

こうして、ウエストがくびれるのと前後して、ぶよぶよと肉が垂れ下がっていたお尻が高い位置で、キュッと引き締まった美尻へと変わっていくのです。

なお、ウエストにくびれができると、もうひとつ、ステキなことが起こります。ピーマン尻が解消するのです。

くびれがないと、ウエストからヒップにかけて、セルライト入りの硬いお肉、いわゆる腰ベルト（37ページ参照）が、がっちりと巻かれています。

股関節から上の部分は、普通ならウエストに向かって細くなる美しいラインを描くところですが、腰ベルトのせいで、股関節からウエストまでずっと同じ太さで推移してしまいます。そのため、お尻は四角い形の「ピーマン尻」になるわけです。

胸郭矯正によってウエストがくびれて、下腹の腰ベルトもとれれば、理想的なヒップラインが完成します。

くびれているのに、胸は大きくふっくらと上向きに

小さいとか、垂れているとか、離れているとか、バストに悩みのある女性も少なくないようです。

ところが、ウエストがくびれてくると、それに呼応して、バストがふっくらとふくらみ、しかも、ツンと上を向いてきます。

ふくらんだバストの中身は、おもに脂肪。

そして、びっくりすることに、バスト周辺で不要になった脂肪があると、体はそれをバストへ集めて、蓄積するようにできているのです。

くびれをつくってアンダーバストや背中の筋肉を引き締めると、そこから不要な脂肪は流れ出します。この不要な脂肪が豊かなバストとなって、胸に蓄積されるのです。

姿勢を正すと、三角筋や僧帽筋（34ページ参照）など背中にある多くの筋肉が、し

なやかな筋肉へと変わっていきます。それは背骨の歪みによって生まれた余分な硬いセルライトが、筋肉からきれいに排出されるためです。

バストの大きさは基本的には、女性ホルモンの分泌量や脂肪がたまりやすいか否かといった遺伝体質と関係します。

ところが胸郭が上がってウエストが細くなると、驚いたことに巨乳ではない限り、バストは下がるどころか中央に寄って上がり、大きくなるのです。

これは、①不要な脂肪が胸に集まるのと、②胸郭が上向きになるのと、③胸鎖乳突筋（34ページ参照）という抗重力筋がしっかりバストを引き上げるという3つのおかげです。反対に、前首などによって胸郭が下がり、首に頸椎骨詰まりがあると胸鎖乳突筋はゆるんでしまい、抗重力筋としての役目がはたせなくなり、バストが下がってきます。

バストに関して大切なのは、胸のふくらみや、上向きであるか否かだけではありません。アンダーバストの細さも非常に重要です。

せっかく余分な脂肪を胸に集めて、バストが豊かになっても、アンダーバストが太いままでは見た目にも美しくないですし、健康的なバストとはいえません。

アンダーバストが太いのは、脂肪のせいだ……と、思っている方が多いでしょうが、実はそんなことはありません。全身が太りすぎの人は別ですが、さわってみると、脂肪だけではないことがわかるでしょう。

アンダーバストの太さの正体は、実は、下がってきた肋骨なのです。

これまでご説明したように姿勢が悪くなったりして、胸郭が下がると、肋骨が下がって、肋骨の下側が左右に開きます。すると、逆に、胸郭の上部は狭くなります。ちょうど肋骨が広がる位置にあるアンダーバストは、そのために、太くなってしまうのです。

この問題も胸郭が上がれば、解消します。

胸郭が引き上げられることで、広がっていた肋骨は狭まり、アンダーバストも細くなるのです。

豊かなボリュームをたたえ、上を向いているバスト。そのすぐ下には、ほっそりとしたアンダーバストと、さらには、くびれたウエストが続きます。

これで上半身の前側はほぼ完ぺき。文句なしのボディができあがります。

次は、上半身の背中側について考えましょう。

背中にあった〝はみ出し肉〟が消えてなくなる!

夏場によく見かける光景。そして、自分もそうなっていることがあるかもしれない哀しい後ろ姿。

それが、ブラのベルトの上と下からはみ出して、盛り上がっている、ボンレスハムみたいな背中の「はみ肉」です。背中のはみ肉は、年齢を感じさせ、ときに生活感も漂わせます。本人はなかなか気づきませんが、他人はこのはみ肉を案外、しっかりと見ているものです。

このような背中のお肉も、実は背骨の歪みが原因です。

背中の余分なお肉は、背骨を歪みから守るためにできた「セルライト入りの硬く太くなった筋肉と皮下脂肪」なのです。背中には縦、横、斜めにいくつもの筋肉が複雑に入りくんでいます。

姿勢の悪い状態が続くと、それらの筋肉からしなやかさが消えていき、筋肉は硬くなり、さらにセルライトがたまります。この脂肪まじりの、ぼてぼての筋肉がついていれば、背中は大きく、厚くなってしまうのです。

このセルライトまみれの筋肉も、胸郭矯正をおこない、椎骨詰まりを解消することで、しなやかな筋肉に変わります。余分なセルライトが整理されてバストに収まると、ぼってりと厚みのあった背中も薄くなり、ほっそりとしてきます。

薄くて、ほっそりした背中には、それまで隠れていた肩甲骨がくっきりと現れ、しかも、その肩甲骨は胸郭矯正によって、きちんと中央に寄って、下がっているのです。

胸郭矯正によって、さらに、肩まわりの三角筋や僧帽筋も薄くなり、しなやかな筋肉に変わり、肩幅が狭くなって、いかり肩の盛り上がりもそぎ落されます。

こうして、背中全体が薄くなり、肩甲骨が浮き出て、肩まわりもほっそりとした、華奢《きゃしゃ》な背中ができあがるのです。エレガントな印象の華奢な背中は、女性の美しさを表します。

なお、男性の場合は、広い肩幅と、盛り上がった肩をした広い背中は、男らしく、たくましくて、魅力的でしょう。女性の場合は、反対に、狭い背中と広い胸元が美しさの大切な要素となります。

身長が10センチ高くなることも

成人になってから、背が縮むことはあっても、伸びるはずがない。

そう思われるかもしれませんが、骨格を整えることで、身長はいくつになっても伸びます。1センチ程度なら楽勝。平均では2センチ伸びます。猫背の人では10センチも高くなった人もいます。

身長が縮んでしまうのは、骨と骨とをつなぐ関節の隙間が狭くなってしまうことがいちばんの原因です。特に脊椎には頭蓋骨などの重みがたえずかかっています。本来なら、脊柱起立筋群がこの重みを支えることで、脊椎を守っていますが、姿勢の歪みなどによって脊柱起立筋群がしなやかさを失えば、上からの重みによって、椎関節の隙間が少しずつ狭まって、身長も縮んでいきます。

加齢と共に背が低くなる経験をしたことがある方もいると思いますが、やはりここにも、骨格の歪みが大きく関係しています。

つまり、26個の椎骨が集まった脊柱には、25カ所の椎関節があります。1カ所の関節につき、わずか1ミリでも隙間が狭くなれば、2・5センチも背が縮んでしまうのです。

胸郭矯正によって脊椎の椎骨詰まりが解消されれば、くびれをつくりながら、そのいっぽうで、身長を縮めている原因を取り除くこともできるのです。

身長を低くしているのは、背骨の詰まりだけではなく、下半身にもその原因があります。O脚やX脚だと、脚がまっすぐに伸びている場合よりも、地面から股関節までの高さが低くなり、短足になってしまいます。

骨盤と股関節の歪みを正し、O脚やX脚を改善し、脚をまっすぐに伸ばすことができれば、そのぶん、脚を長くし、身長を高くすることも可能なのです。

さらに、胸郭矯正によって全身の骨格が整えば、上半身は軽くなって、下半身にかかる負荷が緩和されるために、脚のひざ関節や足首関節の詰まりが解消され、このことでも身長を伸ばすことができるでしょう。

背骨にしろ、脚の骨にしろ、骨の長さはまず変えることはできません。

けれど、関節の詰まりをなくしたり、脚の歪みや背中の歪みを正すことによって、身長はかならず今よりも高くなるはずなのです。また、抗重力筋が縦にしっかり伸び、背筋がシャンとしていると、身長計ではかった実際の身長よりも、背が高く「見える」ようになります。

骨格を正すと身長も変わる！

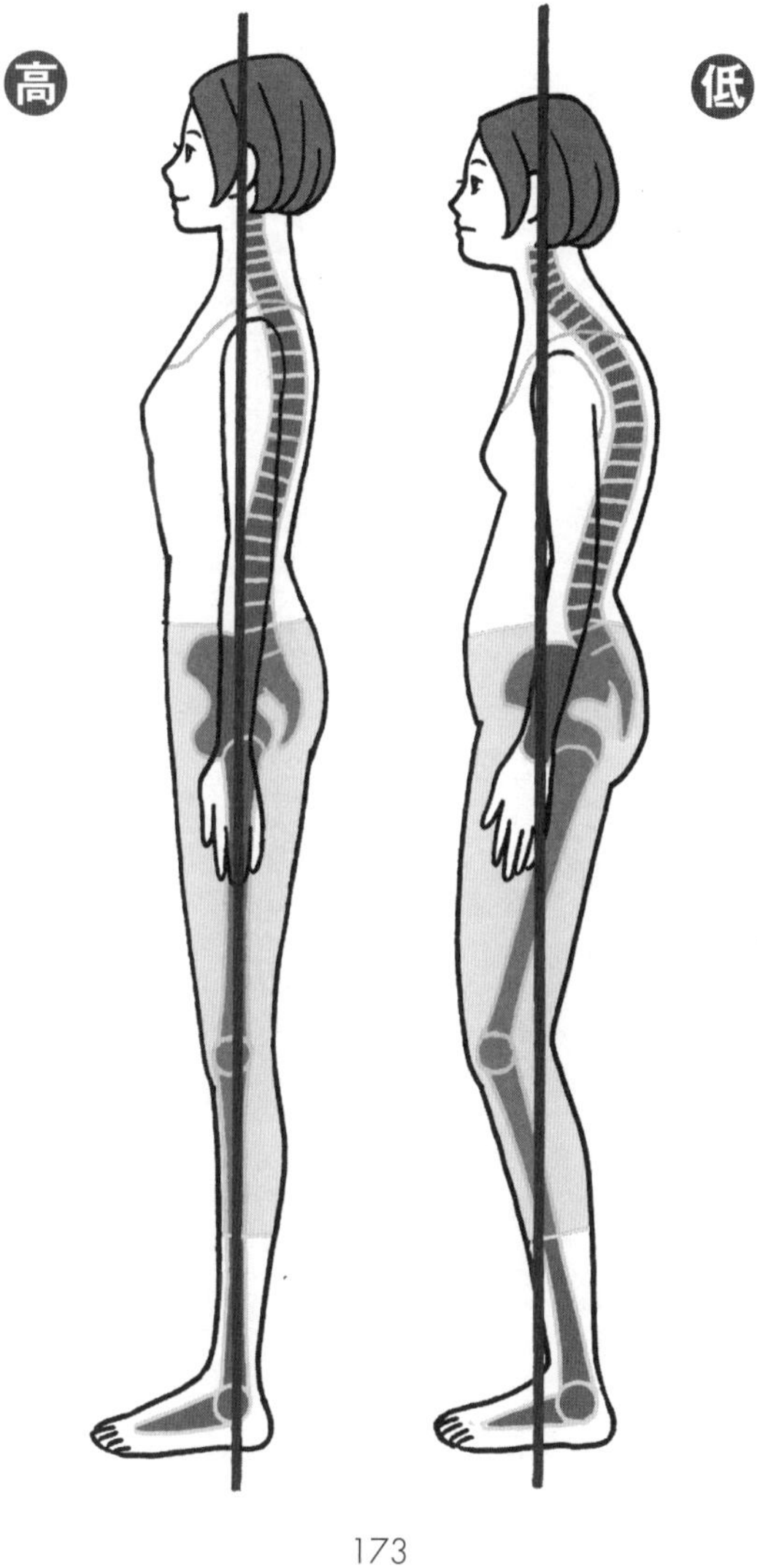

肺活量まで変わり、全身が健康に

ウエストにくびれができるころには、なぜか元気が出てきて、疲れにくくなっているかもしれません。

前首・前肩で猫背だと、胸郭が下がって、胸郭の上部が狭まって肺が圧迫され、肺活量が減ってしまいます。そのことが、体力不足や免疫力の低下をまねき、疲れやすくなるのです。

肺の役割は全身の血液をきれいにすることです。

心臓から押し出された血液は、全身をめぐって栄養分と酸素を運び、そのあと、老廃物や二酸化炭素を回収して、心臓へいったん戻ります。

そして、二酸化炭素を含んだ血液は心臓から肺へ送られ、そこで「ガス交換」がおこなわれます。つまり、呼吸によって肺が取り込んだ酸素と、血液の二酸化炭素が交換されるのです。

酸素をたっぷり含んで、すっかりきれいになった血液は、ふたたび心臓へ戻り、そこからまた全身をめぐります。

つまり、血液から二酸化炭素を取り除いて、酸素たっぷりのきれいな血液に変えるのが肺の重要な働きなのです。

胸郭矯正によって肋骨が引き上がると、胸郭上部が広くなり、圧迫されていた肺が大きく広がるため、肺活量が大幅に増えます。すると、酸素をたくさん吸い込むことができるので、肺でのガス交換でも、血液に酸素をたっぷり取り込むことができるようになるのです。

酸素をたくさん含んだ血液が全身の細胞に運び込まれれば、細胞は活発に生まれ変わることができます。すると内臓の働きも活発になり、免疫細胞も活性化されて免疫力が高まり、体はエネルギーに満ちて、疲れにくくなっていくことでしょう。

健康な体、疲れにくい体は、くびれから。

くびれのある美しいボディは、健康な体づくりに欠かせないといえるのです。

便秘、生理痛などの女性の不調がなくなります

生理中、下腹の痛みに悩まされながら、仕事をするのはつらいし、生理がいつくるかわからないというのも、何かと煩《わずら》わしいものでしょう。

ところが、ウエストのくびれができたら、このような生理痛や生理不順といった症状が緩和されるかもしれません。

ウエストがくびれるときには、背骨の詰まりや歪みも解消されています。すると、それによって脳から背骨を通っている神経の伝達がよくなり、自律神経の機能が整えられる可能性が出てくるからです。

自律神経は背骨の中の脊髄《せきずい》を通り、そこから枝分かれして末端のすべての臓器や組織、器官へいって、それらの働きを調整しているのです。

主要な臓器についていえば、心臓や肺、胃、肝臓、腎臓は胸椎からの自律神経の支配下にあり、子宮や卵巣は、腰椎の一部と、骨盤の一部の仙骨からも伸びる自律神経

椎骨と内臓は対応している！

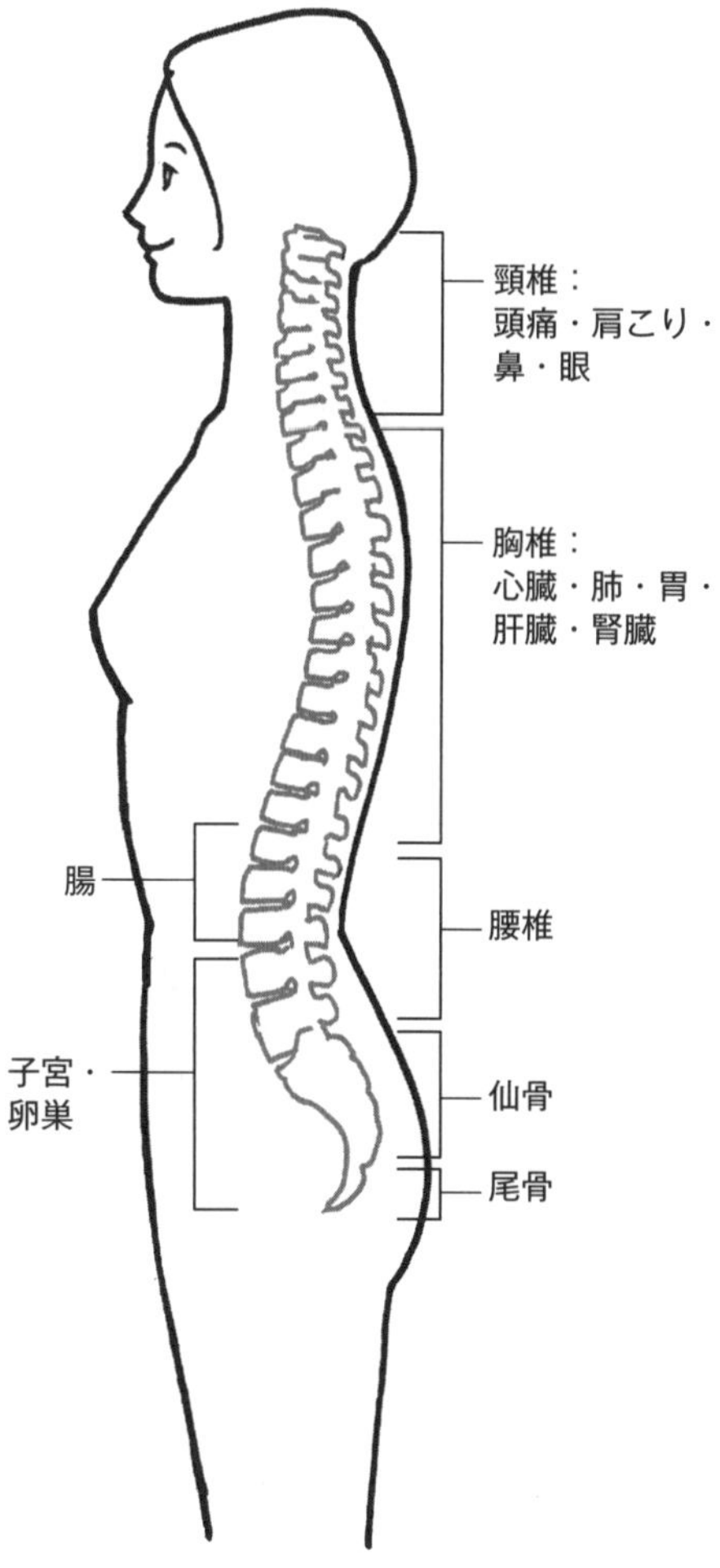

の影響下にあります。

実際、椎骨に歪みや詰まりがあると、神経や血管が圧迫され、その椎骨に対応する内臓の機能が低下します。歪みや詰まりがあるせいで、内臓への神経伝達や血液の流れが低下するためだと考えられます。

同じように、骨盤が前傾や後傾していたり、歪みがあったりすると、腰椎や仙骨・尾骨から子宮や卵巣へつながっている神経伝達の機能は低下しがちで、その結果、子宮や卵巣の自律神経の働きに乱れが生じて、生理痛や生理不順が起きる場合もあるのです。

女性に多い悩みといえば、他にも便秘があげられます。

便秘の主な原因は腸の働きが悪くなること。腸には腰椎からの自律神経がきていま す。猫背や反り腰などによって腰が引けすぎたり、反りすぎたりしても、腰椎に歪みが生じて、腸での自律神経の働きが低下しますので、便秘はもちろん、人によっては下痢などに悩まされることになるのです。

ここまでは、自律神経との関係で見てきましたが、子宮や卵巣の不調や便秘には、第1章でもお話ししたように、胸郭が下がることで起きる内臓下垂も関係しています。

つまり、内臓が下垂することで、その下にある子宮や卵巣も圧迫し、それらの働きを低下させてしまうのです。

その結果、月経にかかわるトラブルや便秘の引き金となります。

自律神経の不調も内臓下垂も、胸郭矯正によって椎骨詰まりや歪みが解消されれば、その多くは解決されます。ウエストにくびれができると、女性に多い体の悩みが消えていくのです。

ホルモンが整い、美しい肌に変わる

骨格を整えることは、肌にハリを出し、くすみを消し、肌を白くすることにもつながります。

なぜなら、くびれづくりの胸郭矯正は、美しさだけでなく、健康をもたらしてくれ、そして、健康な体こそが、高いクリームの何倍もの美しさを肌に与えてくれるのですから。

胸郭矯正によって、子宮や卵巣の働きがよくなることは、先ほどお話しした通りです。中でも美肌に関係するのが、卵巣です。

卵巣の働きが高まれば、女性ホルモンの分泌が促されて、肌はかならず美しくなるといってもいいでしょう。

卵巣から分泌される女性ホルモンには、卵胞《らんほう》ホルモンと黄体ホルモンの2種類があり、そのうち、特に美肌づくりに欠かせないのが、卵胞ホルモンです。

卵胞ホルモンは妊娠や出産という生殖機能に作用するだけではなく、肌を美しく保つための、さまざまな働きをします。

皮膚の中にある強靭なコラーゲン線維が、肌に弾力をもたらすことはよく知られていますが、卵胞ホルモンにはこのコラーゲンの生成を促す働きがあります。

たるみは、老け顔をつくる美容の大敵。そのたるみを、卵胞ホルモンがコラーゲンの生成を促進することで防いでくれます。

卵胞ホルモンはまた、骨からカルシウムが溶け出すのを抑制して、骨密度の高い、強く、丈夫な骨をつくる役割もしています。丈夫な骨は、肌を支える土台の役目もするので、たるみや深いシワを防ぐことにもなるのです。

さらに、卵胞ホルモンには血管を広げて、血流を高める作用があります。

血液の流れがよくなれば、皮膚のすみずみまで栄養と酸素がたっぷり送り込まれて、皮膚細胞も活性化され、その結果、皮膚の新陳代謝が高まります。

皮膚の新陳代謝が高まれば、ターンオーバーが促され、シミやくすみの原因となるメラニンという物質もいち早く肌から排出され、肌が白くなります。

新陳代謝が高まることで、肌に居座っていた古い角質もはがれやすくなり、そのため、くすみがとれて、肌は透明感を取り戻すのです。

姿勢がよくなり、脊柱がゆるやかなS字カーブを描いて、椎骨の1つひとつが正しい位置に整えられれば、その中を通る自律神経の働きも活性化されて、その結果、各内臓の働きも高まります。

肌は内臓を映す鏡。内臓が健康で、元気よく働いていれば、肌もまたそれを反映します。すると、肌に欠かせない潤い、なめらかさ、ハリ、弾力、血色が出てきて、肌全体が明るく、つややかに輝くようになるのです。

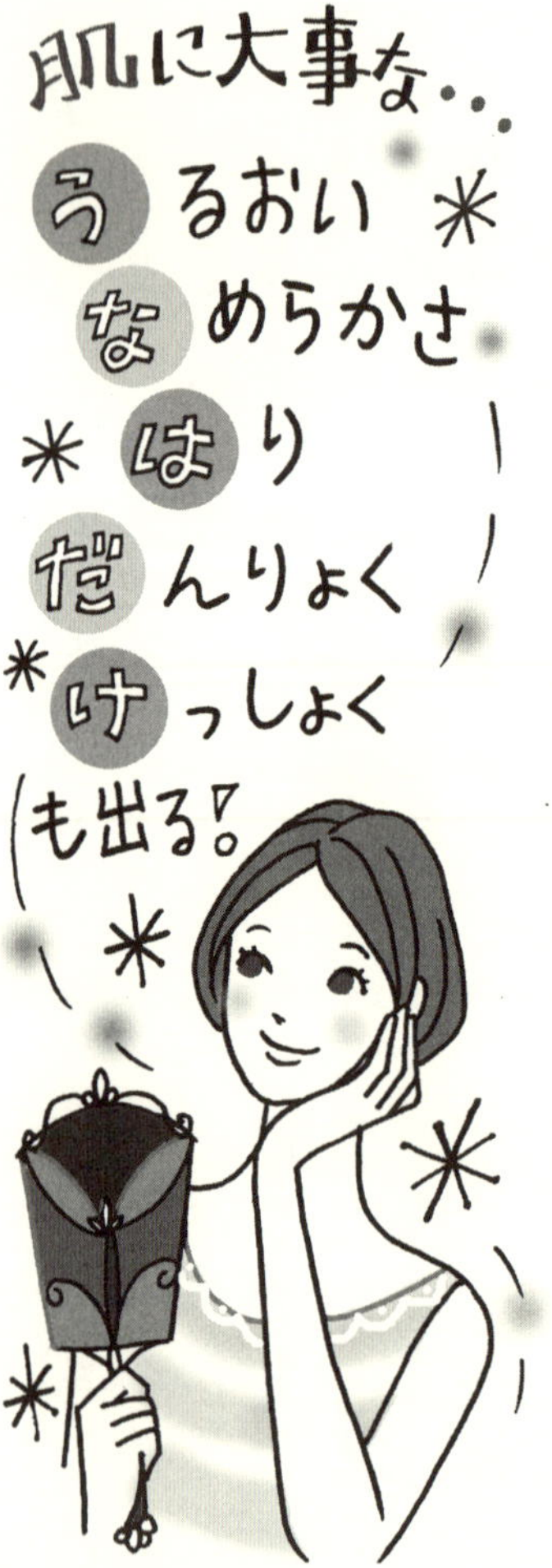
肌に大事な…
うるおい
なめらかさ
はり
だんりょく
けっしょく
も出る!

第5章

くびれができた体験談

ベルトの上のお肉が3カ月後には解消。ウエストが8センチも細くなりました。

仕事が忙しくても、体重は増えるものですね。身長164センチで、体重51キロだったのが、気がついたら57キロに。全身がブヨブヨ状態。特に悲惨だったのが、ベルトの上にのっている、たっぷりとしたお肉でした。これはさすがにマズイです。

そこで、一念発起。南先生に教えていただいた「開脚ひざ裏たたき」と「ひざほぐし&かかと回し」を1日20～30分するようになりました。わずか1カ月で、キツキツだったLサイズの洋服の、ウエストまわりがユルユルになっていたのです！

やる気がますますわいてきます。始めて3カ月後には、51キロに体重が戻り、ウエストは8センチ以上も細くなっていました。くびれができて、洋服によっては9号サイズも着られるようになったのです。やせたおかげで、娘も街を一緒に歩いてくれるようになりました（笑）。

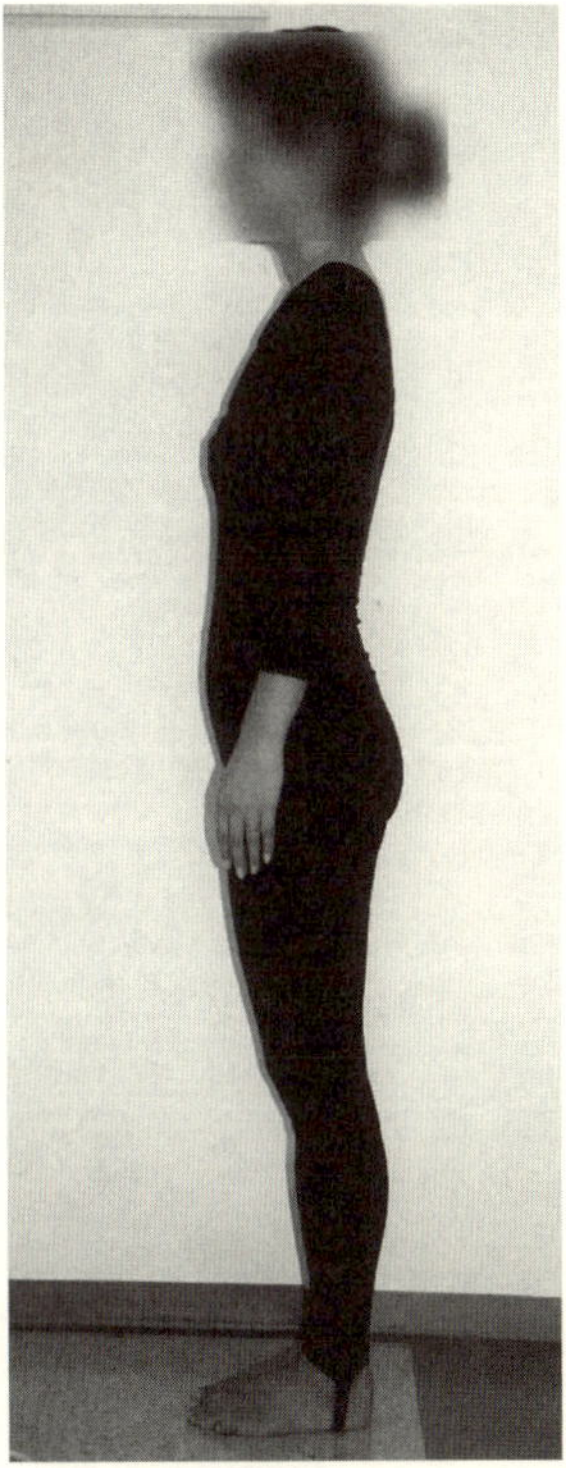

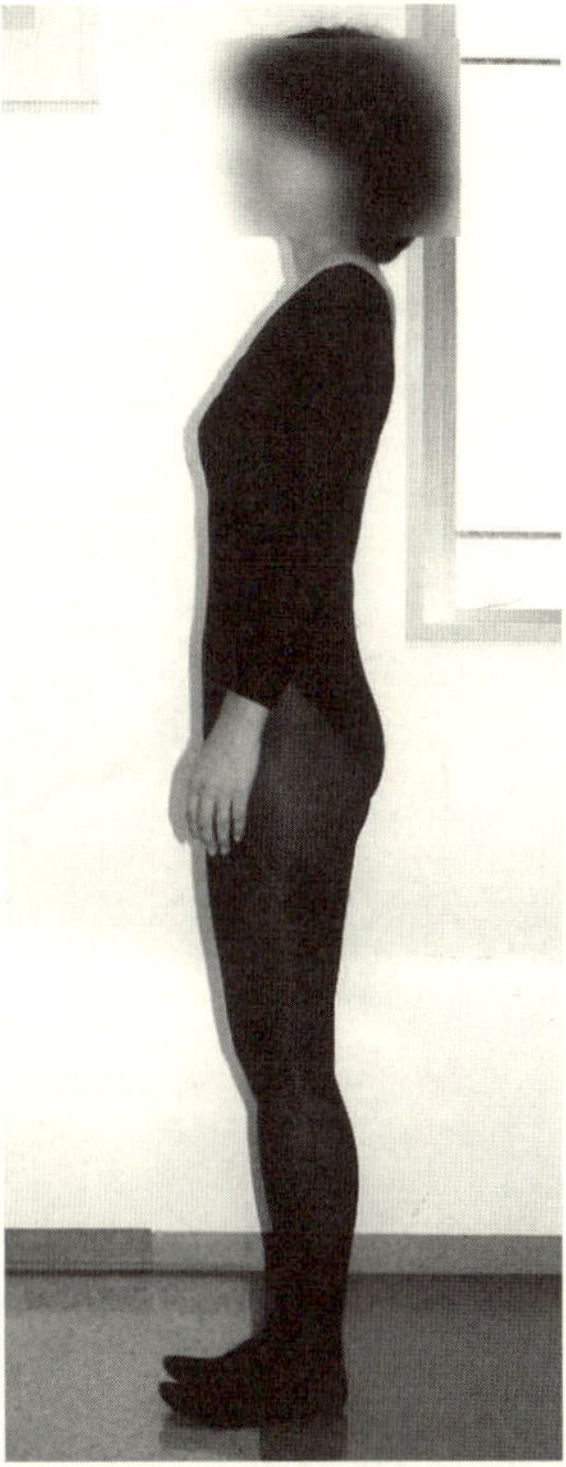

data

柴崎エミさん（仮名）
41歳／会計士

ウエスト：67.5cm → 59cm
アンダーバスト：76.5cm → 72.5cm
下　腹：86.5cm → 78.2cm
太もも：51.5cm → 47.7cm
ヒップ：88.5cm → 86.5cm

ジム通いでもくびれなかったウエストが、2カ月で9センチも細くなり、お腹は真っ平らに！

事務職から営業職に変わったら、食事が不規則になり、飲み会も増えて、みるみる太っていったのです。下腹はぽっこり、くびれなどかけらもなく、どこがウエストだかわからないありさま。それでも「13号だけは買わない」と、11号の洋服をパツンパツンで着ていました。なんとかしなくては……。休日にジムへ通いましたが、いっこうに効果は現れず、そんなときに南先生のサロンを知ったのです。

先生からすすめられたのは、「ひざほぐし&かかと回し」。毎晩、お風呂上りに30分～40分続けました。ウエストが少しずつくびれていくのがわかり、2カ月後にはウエストがなんと9センチ減！　きれいなくびれができて、下腹も真っ平らになりました。

食事制限なしで、4カ月で体重は9キロも減り、9号サイズが今ではブカブカです。なぜか肩こりも治り、ニキビもきれいになって、自信が持てるようになりました！

before

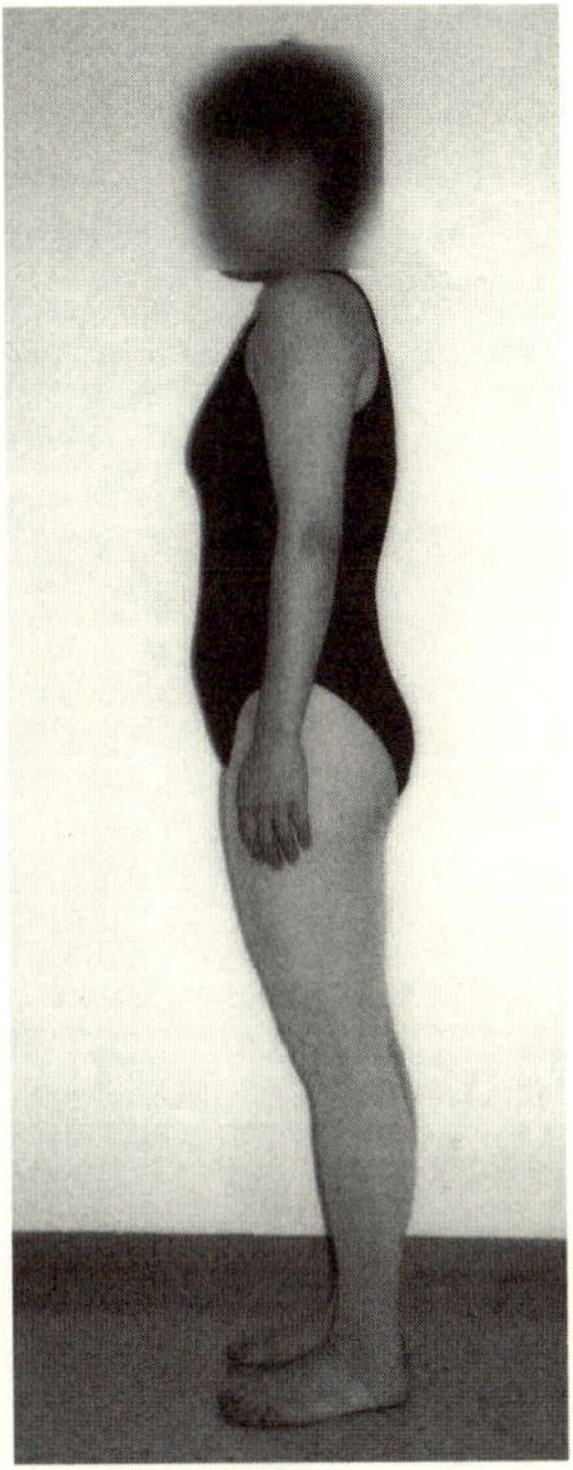

after

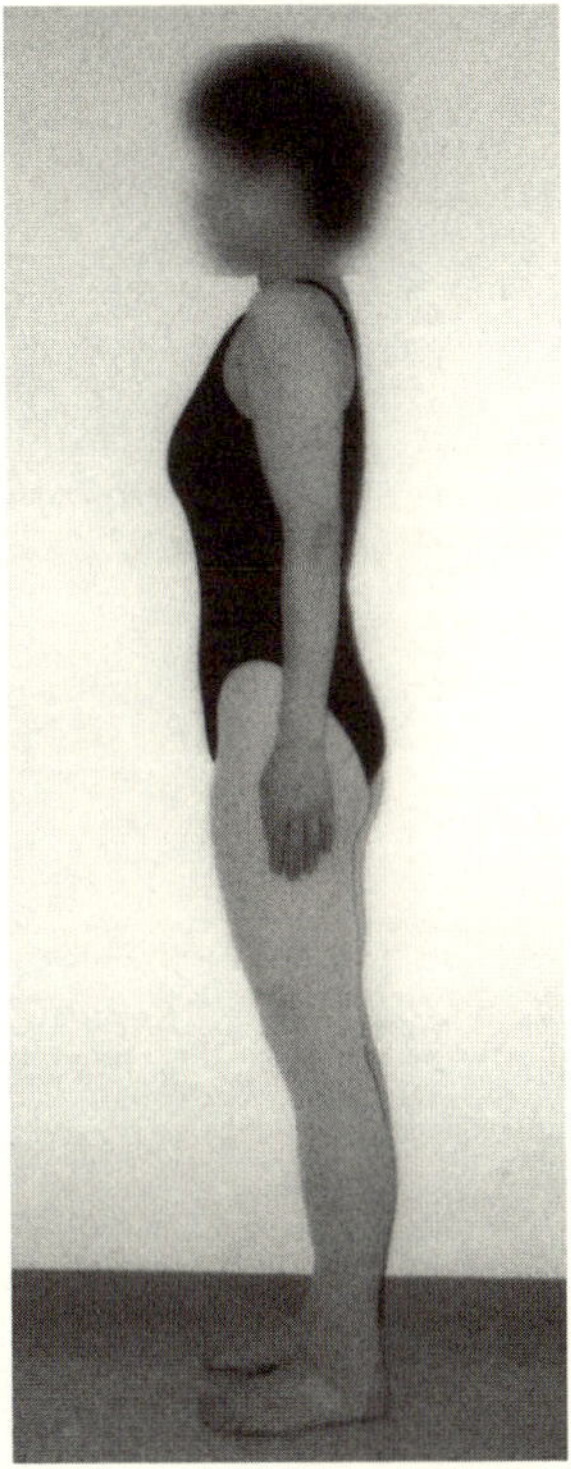

data

杉山千賀さん（仮名）
38歳／会社員

ウエスト：68cm → 59cm
アンダーバスト：76.5cm → 72cm
下　腹：86.5cm → 78.4cm
太もも：55.5cm → 47.5cm
ヒップ：92.5cm → 88.3cm

正しい姿勢を身につけたら、ウエストが17センチ減に。背中のお肉もとれて、バストはより豊かになりました。

若いころは7号サイズを着ていたのに、40代にはウエストが85センチに。とにかく疲れやすくて、そのこともあって南先生のサロンを訪れました。前屈みの姿勢を先生に指摘され、「かかとに重心を置いて立つように」といわれたのです。

はじめのころは後ろに倒れそうで怖かったのを覚えています。それでも、「ひじ回し」や「ウエストひねり」などのエクササイズを自宅でコツコツ続けていくうちに、1カ月ほどで、正しい姿勢が身についていきました。

3カ月後には、ウエストがなんと17センチも細くなって、68センチに。くびれも現れました。お腹も引っ込み、背中の肉までとれています。しかも、バストが上がって、大きくなっている！　小学2年生の息子も「ママのおっぱいも成長期だね」とびっくり。姿勢がよくなったおかげか、疲れにくくなったのもうれしい限りです。

before

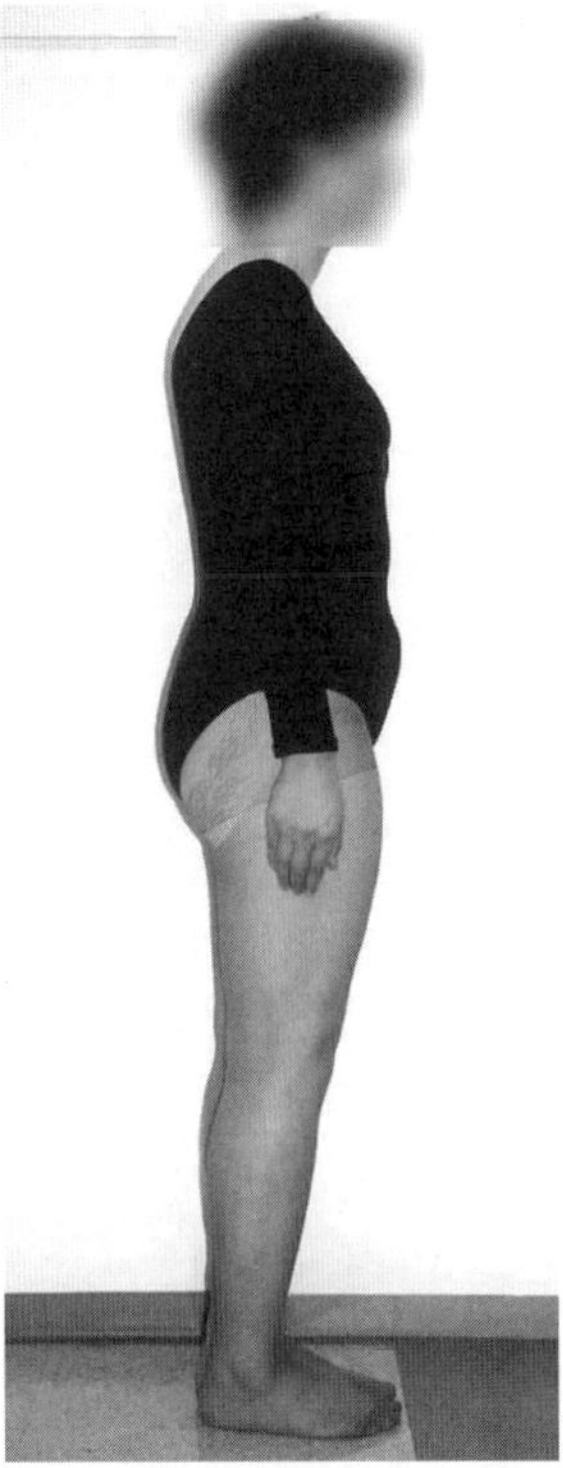

after

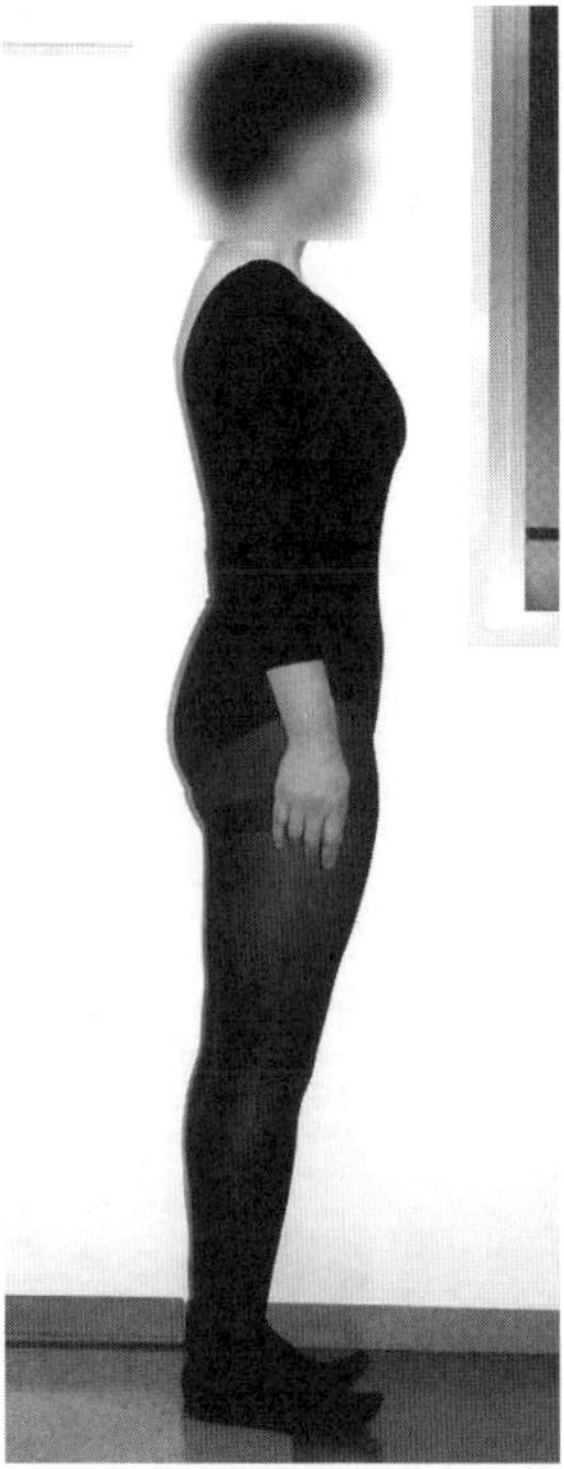

data

川田理恵子さん（仮名）
42歳／会社員

ウエスト：85cm → 68cm
アンダーバスト：86.5cm → 72cm
下　　腹：96.5cm → 78.2cm
太もも：53cm → 48cm
ヒップ：98.5cm → 86.5cm

人生の活動源として

いま要求される新しい気運は、最も現実的な生々しい時代に吐息する大衆の活力と活動源である。

文明はすべてを合理化し、自主的精神はますます衰退に瀕し、自由は奪われようとしている今日、プレイブックスに課せられた役割と必要は広く新鮮な願いとなろう。

いわゆる知識人にもとめる書物は数多く窺うまでもない。

本刊行は、在来の観念類型を打破し、謂わば現代生活の機能に即する潤滑油として、逞しい生命を吹込もうとするものである。

われわれの現状は、埃りと騒音に紛れ、雑踏に苛まれ、あくせく追われる仕事に、日々の不安は健全な精神生活を妨げる圧迫感となり、まさに現実はストレス症状を呈している。

プレイブックスは、それらすべてのうっ積を吹きとばし、自由闊達な活動力を培養し、勇気と自信を生みだす最も楽しいシリーズたらんことを、われわれは鋭意貫かんとするものである。

—創始者のことば— 小澤和一

著者紹介
南 雅子〈みなみ まさこ〉
美容家。整体エステ「ガイア」主宰。エステティシャンとして活躍後、「美しい髪と肌は体の健康あってこそつくられ、美容と健康はイコールの関係」ということに気づき、カイロプラクティック・整体師の資格を取得。それらの理論を基に、オリジナルの「骨格矯正エクササイズ」や「ストレッチ」を開発し、健康で機能的な体づくりのための施術・指導を行っている。これまでに12万人以上の体を変えてきた。整体エステ協会を設立し、エクササイズスクールを開講。プロの育成も手掛けている。著書に『DVD付 股関節1分ダイエット』『背が高くなる椎関節ストレッチ』『美脚のしくみ』(小社刊)など多数。

「くびれ」のしくみ
胸郭《きょうかく》を整《ととの》えると、お腹《なか》はどんどん引《ひ》き締《し》まる　青春新書 PLAYBOOKS

2017年10月10日　第1刷

著　者　南《みなみ》　雅子《まさこ》

発行者　小澤源太郎

責任編集　株式会社プライム涌光
電話　編集部　03(3203)2850

発行所　東京都新宿区若松町12番1号　〒162-0056　株式会社青春出版社
電話　営業部　03(3207)1916　振替番号　00190-7-98602

印刷・図書印刷　製本・フォーネット社

ISBN978-4-413-21097-3
©Masako Minami 2017 Printed in Japan

本書の内容の一部あるいは全部を無断で複写(コピー)することは著作権法上認められている場合を除き、禁じられています。

万一、落丁、乱丁がありました節は、お取りかえします。

青春新書 PLAYBOOKS

人生を自由自在に活動する――プレイブックス

「保険のプロ」が生命保険に入らないもっともな理由

後田 亨

「2人に1人ががんになる」「いざという時のため」と考えて保険に入る人は損をする。では、保険のプロはどうしているのか！

P-1091

悩みの9割は歩けば消える

川野泰周

精神科医・心療内科医で禅僧の著者が、たった1分で脳の疲れがとれる、効果が科学的に実証された「マインドフルな歩き方」を初公開！

P-1093

「言いたいこと」がことばにできる！
大人の語彙力が面白いほど身につく本 LEVEL2

話題の達人倶楽部［編］

人の「品性」は、ことばの選び方にあらわれる！　うっかり使うと笑われることばから、ひと味違う知的な言い方まで――。

P-1094

トップアスリートから経営者、心の専門家まで
うまくいっている人の心を整えるコツ

ビジネス心理総研［編］

「心の持ち方」次第で人生は変わる。超一流たちが実践している心の整え方を大公開。今必要な心のコントロール方法が必ず見つかる！

P-1095

お願い　ページわりの関係からここでは一部の既刊本しか掲載してありません。
折り込みの出版案内もご参考にご覧ください。